U0211303

养好脾和肺

YANGHAO
PI HE FEI
BAOBAO
BUJISHI
BUKESOU
ZHANGDAGE

宝宝不积食 不咳嗽 长大个

徐荣谦 主编

化学工业出版社

·北 京·

图书在版编目（CIP）数据

养好脾和肺　宝宝不积食　不咳嗽　长大个 / 徐荣谦
主编 . —北京：化学工业出版社，2016.1（2025.2 重印）
ISBN 978-7-122-25753-6

Ⅰ . ①养… Ⅱ . ①徐… Ⅲ . ①婴幼儿 - 健脾 - 养生
（中医）②婴幼儿 - 益胃 - 养生（中医） Ⅳ . ① R256.3

中国版本图书馆 CIP 数据核字（2015）第 282494 号

责任编辑：赵玉欣　　　　　　　　文字编辑：王新辉
责任校对：边　涛　　　　　　　　装帧设计：溢思视觉设计工作室

出版发行：化学工业出版社（北京市东城区青年湖南街 13 号　邮政编码 100011）
印　　装：高教社（天津）印务有限公司
710mm×1000mm　1/16　印张 11$\frac{1}{2}$ 字数 200 千字　2025 年 2 月北京第 1 版第 24 次印刷

购书咨询：010-64518888　　　　　　售后服务：010-64518899
网　　址：http://www.cip.com.cn
凡购买本书，如有缺损质量问题，本社销售中心负责调换。

定　　价：29.80 元　　　　　　　　　　　　　　版权所有　违者必究

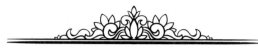

编写人员名单

主　编　徐荣谦

副主编　潘　鸿

编写人员　（排名不分先后）

韩　墨　李春光　李春明　郭庆明　李月玲　杜武胜

焦养平　杨　杰　王静平　王静欣　赵　培　杜肖牧

李　娟　范文芳　赵　丹　王亚杰　翟秀梅　杨春梅

王　娜　李双双　徐荣谦　潘　鸿

文字统筹　云　墨

前 言

　　我在儿科看了三十多年的病，从心里特别爱孩子，看到平时活泼可爱的孩子病恹恹的来找我，就觉得特别难受。小孩生病了，人蔫蔫的，精神很差，脸色也不好，看起来特别可怜，但仔细诊查呢，往往得的都不是什么大病，百分之八十以上，都是感冒、积食、咳嗽这些。

　　虽说都是小病，但在谁家里都是"大事"，孩子上吐下泻，发烧不退，爸爸妈妈着急得不行。我特别能理解家长的心情，看着小宝贝难受的样子，肯定心疼，但我还是忍不住要说家长几句，很多时候，孩子的病，就是家长养育不当，护理不好造成的。

　　我常说，孩子和大人不一样，孩子就像初生的幼苗，非常娇嫩，五脏六腑都还没长好呢，可不能随意对待，育儿得精心。我这么说有些家长不乐意了，说我们孩子养得可精细着呢，吃好的，穿好的，什么都用最贵的。这我相信，现在的孩子都是家里的宝贝，家长都尽可能给孩子提供好的条件。但育儿可不是那么简单的事，不是都用最贵的就对。要想把孩子身体养好，少生病，生了病好得快，得了解自己的孩子，从孩子的脏腑特点入手，用心呵护。

　　按中医的说法，小儿脾常不足，肺尤娇，这两个脏器属于孩子健康方面的"短板"。因为要生长发育，需要摄取很多营养，而负责消化吸收的脾脏还没有发育好，就有些力不从心，显得"不足"，如果在喂养方面不注意，那孩子很容易就会厌食、积食、消化不良。小孩脏腑娇嫩，肺尤其娇气，稍微护理不到位，感染外邪，就会感冒。所以，绝大多数来看病的孩子都是感冒、积食、咳嗽这些因为脾和肺没护理好而闹的病。

虽然我是个医生，但我可不希望在医院里见到这些孩子，他们生病了我看着心里难受不说，也担心医院这个环境会让孩子交叉感染，小病变成大病。所以，我就有心多给家长讲一讲育儿的道理，希望能让孩子少生病，或者生了小病能在家护理好，不用总往医院跑。这样孩子舒服，家长也省心。

但是在门诊时间太紧张，我没空把这些经验、道理说清楚，而且来找我看病的孩子终归有限。正好化学工业出版社的编辑找我来写这本书，我就想把我的一些育儿经验和大家分享一下，希望孩子们都能不发烧、不咳嗽、长大个。

编者

2016 年 1 月

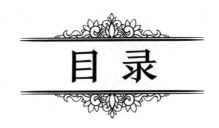

目 录

·第二章·
小儿吃喝有讲究，食物健脾最相宜

· 第三章 ·
药食同源，白色食物最宜养肺

·第四章·
捏捏揉揉健脾胃，几个穴位胜补药

·第五章·
穴位按摩补肺，远离感冒咳嗽

·第六章·
补脾有三慎，不仅要慎饮食，还要慎起居、慎情志

·第七章·
注意生活细节，养肺事半功倍

·第八章·
护好脾和肺，小病好得快

若要小儿安，养好脾和肺

脾、肺功能与小儿生长发育息息相关

脾为后天之本，气血生化之源

凡是对中医感兴趣的人都知道，肾为先天之本，脾为后天之本。先天充足要靠父母的给予，一出生就已经决定了。而后天的养护补足则有赖于脾对营养物质的吸收、运输和代谢。所以说，脾为气血生化之源，为后天之本。小儿生长发育是否良好，与脾功能关系密切。

脾主运化。中医讲的脾主运化，主要表现在运化水谷精微和运化水湿两方面。水谷精微就是食物中的营养物质。孩子吃的饭，要在脾的作用下消化、吸收，再输送到全身各处。如果脾功能健旺，孩子吃饭香，消化好，自然身体壮实。反之，如果脾功能差，就算吃再多有营养的食物，孩子也消化不了，更得不到足够的营养补充。

运化水湿是指脾参与水液的代谢，如果脾虚，水湿运化功能失常，孩子会患很多病症，比如水湿停在肺，就会咳嗽、咳痰；停在肠道，就会腹泻，生长发育也会受到影响。

脾主统血。脾还有摄血、生血的作用，一方面，脾能够统摄和控制血液在血管中正常运行，防止血液溢于脉外；另一方面，脾可以化生血液，也就是把食物中的营养物质转化为血液。如果孩子脾虚，必定会血虚，按照西医的说法，就是患上营养不良性贫血。贫血对于小儿生长发育影响很大，会导致孩子体格、智力发育迟缓。

脾益宗气。水谷精气与吸入的大气结合，会形成人体的宗气。宗气与人的声音、言语、呼吸、气血运行相关。脾具有运化水谷精微的功能，因而能够益宗气。脾功能良好的孩子，往往声音洪亮，说话底气足，手脚也都是暖暖的，这都是宗气足的表现。

脾主肌肉。《素问·痿论》中说"脾主身之肌肉"。孩子的体格发育，离不开脾的贡献。脾气健旺，营养来源充足，则孩子肌肉结实，长得壮。我们常说，这孩子长得真"瓷实"，说的就是那些脾功能良好的孩子。相反，脾虚的孩子要么像豆芽菜，没肉；要么虽然胖，但很虚。

脾开窍于舌。脾与味觉有着密切关系。孩子脾功能正常，则味觉正常，吃什么都有滋味，食欲好，吃饭香，身体就好。而脾功能失常，则味觉也会变化，要么什么都食之无味，要么有怪味，自然也就没什么食欲，吃不下饭，孩子的身体怎么会好呢！

肺为水之上源，主一身之气

在人体五脏中，肺的位置最高，被称为"华盖"，又称为"水上之源"。《黄帝内经》中有"饮入于胃，游溢精气，上输于脾，脾气散精，上归于肺，通调水道，下输膀胱，水精四布，五经并行"的说法。意思是由脾运化的精气，必须先输送到肺，肺再将津液像雨露一样洒遍全身，才能熏蒸肌肤、充盈五脏、润泽皮毛，布敷各处。肺还主一身之气，负责调节全身各脏腑之气的运行。肺功能好的孩子，身体健壮，不易生病。

肺主气。《素问》说"天气通于肺""诸气者，皆属于肺"。无论在中医学还是西医学中，肺首先是呼吸器官，负责吸入清气（氧气），呼出浊气（二氧化碳）。肺所负责的气体交换，是一切生命活动的基础，对小儿生长发育的重要性不言而喻。

与脾运化的水谷精气配合，肺吸入的大气也参与了宗气的形成。宗气积于胸中，贯注心肺，输布全身，濡养脏腑。孩子各个器官的发育与生理功能的发挥，有赖于宗气的维持。

肺主宣肃。宣肃是宣发、肃降的简称。宣发有散布、发散的意思，是指肺将宗气、血液、津液输散到全身各处的功能。《灵枢》中说"上焦开发，宣五谷味，熏肤，充身，泽毛"。"上焦开发"就是指肺的宣发功能。孩子的身体发育，大到脏腑、经络，小到皮肤、毛发，都离不开肺所宣发的精气的濡养。肃降则是清肃下降的意思。气机以下降为顺，肺气肃降，呼气才能平稳，才能将痰湿、风寒等内邪、外邪清除出去，孩子才不容易患感冒、咳嗽等病症，才能健康成长。

肺主行水。因为肺具有宣肃功能，所以能够通调水道。水道是指水液代谢的途径，比如呼气、汗液的蒸发、尿液的排泄等。通过肺的宣发作用，能够将津液宣散在全身和体表，通过肺的肃降作用，能够控制水液的排出，如出汗、排尿等。肺功能健全的孩子，水道通达，身体健康；而肺虚的孩子，水道不通，经常会出现鼻塞、咳嗽、咳痰等症。

肺主治节。在中医学中，人体的五脏六腑都有自己的"官位"。比如，心为君主之官，肝为将军之官，脾为仓廪之官，而肺则是相傅之官。也就是说，如果人体是一个王国的话，心脏就是君王，肝脏是大将军，脾脏是管粮仓的，而肺则是丞相。那么肺的地位，就是一脏（心脏）之下，余脏之上，对于生命活动的重要性，是仅次于心脏的。《黄帝内经》中说"肺者，相傅之官，治节出焉"。治节就是治理、调节的意思，这句话的意思是肺像丞相一样，辅助心脏治理、调节全身的气、血、津液，以及五脏六腑的功能。肺这个丞相做得好，则五脏六腑"各司其职"，身体"国泰民安"，生长发育正常，不容易被外邪侵犯。而肺虚，则丞相无能，五脏六腑各自为政，国家大乱，身体状况必然也是一团糟，易被外邪侵袭。

肺主皮毛。皮毛包括皮肤、肌肉、毛发、毛孔等，覆盖在人体表面，是人体抵御外邪的屏障。肺气充足的孩子，肌肤润泽，肌表固密，毛孔开合正常，体温调节能力强，对外邪的抵抗力强，不容易生病；而肺虚的孩子，不仅容易被外邪侵犯而经常生病，而且皮肤干燥、头发干枯，一副营养不良的样子。

脾、肺很娇气，经常成为外邪的"突破点"

脾常不足

小儿脏腑娇嫩，明代著名儿科医家万全认为小儿五脏"肝有余，脾常不足，肾常虚，心热为火同肝论，娇嫩肺遭伤不易愈"。小儿脾不足，并不是一种病理现象，而是一种生理状态，是指孩子身体发育尚未完善，脾的形质和功能尚未成熟，而孩子生长发育对营养物质的需求又相较成年人更多，这就使得脾功能显得更加不足。换句话说，即使是健康的孩子，脾功能也是脏腑功能中相对薄弱的环节。而稍有喂养、调护不当，"常不足"的生理特点，很容易使孩子走向"脾虚"的病理阶段。

日常生活中很多因素会影响脾功能，伤害孩子稚嫩的脾脏，造成脾虚。孩子脾胃受损，会出现厌食、积食等一系列脾胃病，进一步发展，会影响全身气血津液的化生和气机升降，导致全身多种疾病的发生。

饮食不当伤脾。明代医家虞抟在《医学正传》中说"初致病之由，多因纵恣口腹"。孩子的病，多半是吃出来的。现在的家长，恨不得把最好的东西都塞给孩子，要求孩子多吃高营养的食物，总怕孩子饿着，能多喂一口就多喂一口。这样很容易导致孩子饮食过量，脾胃负担过重，久而久之，就会损伤脾胃，形成积滞。

现在很多孩子偏食、挑食，这也是非常伤脾的。各种食物含有的营养物质不同，偏好某一种或某几种食物，会导致某些营养素摄入过多，而其他营养素摄入不足。时间长了，摄入过多的营养素会成为负担，阻滞脾气；而某些营养素摄入不足，久而久之，又会造成脾气虚弱，营养不良。

外感六淫伤脾。风、寒、暑、湿、燥、火是自然界六种不同的气候变化，正常情况下称为"六气"，是万物生长的必备条件。当六气变化失常，太过或不及，就成为致病因素，称为"六淫"。

孩子感染风邪，容易引起厌食、呕吐、腹胀等症状。寒邪会损伤脾阳，导致胃寒、呃逆等症状。大家可能听说过"苦夏"的说法，说孩子每到夏天就胃口不好，人也瘦了很多，这就是暑邪导致的。湿邪会阻滞脾气，孩子会出现腹胀、食欲缺乏、口中黏腻等症状。燥邪能耗伤津液，使脾胃失去濡养，导致孩子进食少、大便干燥。

情志失调伤脾。"脾藏意""意志和，则精神专注，魂魄不散，悔怒不起，五脏不受邪"。如果忧思伤脾，脾气郁结，就会生病。家长往往很注重孩子的身体健康，而忽略了孩子的心理健康，甚至认为，孩子这么小，不懂什么。其实，就算是婴儿，也有自己的喜怒哀乐，自己的情感、思想，只不过大人不能全部了解罢了。悲伤、惊恐的情绪，特别伤害孩子的脾胃，容易造成胃痛、嗳气、恶心、腹泻等症。

肺尤娇

肺质地疏松，"虚如蜂巢"，在五脏中最为娇嫩，而小儿属于稚阴稚阳之体，肺脏更为娇嫩。另外，脾为肺之母，小儿脾常不足，肺也就更不足了。《医学源流论》中说"肺为娇脏，寒热皆所不宜"。意思是说，肺十分娇嫩，既受不了冻也受不了热。所以，肺脏很容易为外邪侵害，导致孩子生病。

生活中有很多因素都会损伤孩子稚嫩的肺脏，导致肺虚，进而出现感冒、咳嗽等一系列肺系常见病，甚至出现肺炎、哮喘等重病、难治病。

外邪伤肺。风为百病之长，风邪可以单独侵犯肺脏，也可以联合寒、湿、暑、燥诸邪一同危害孩子的健康。孩子感染风寒，就会出现鼻塞、流涕、头痛、咳嗽、咳痰等一系列感冒症状。夏天，自然界温度高、雨水多、湿热重，暑湿最容易侵犯孩子的肺脏。这个时候，孩子最容易患肺炎、支气管炎、扁桃体炎、咽炎等。秋天燥邪当道，极易灼伤肺脏，造成孩子皮肤干燥、口唇发干、大便秘结。

痰饮伤肺。前面说了，孩子的病多是吃出来的，如果饮食不节，就会损伤脾胃，造成一系列脾胃病。而脾功能损伤时间长了，不能很好地运化水湿，就会导致水湿内停，形成痰饮，这时就会损伤肺脏。这样的孩子，反反复复咳嗽，总也不好。

劳倦伤肺。现在的孩子负担重，不说小学生沉甸甸的书包，就是上幼儿园的孩子，又有几个能尽情玩乐，有几个不上各种各样的补习班。在丰富孩子头脑的时候，家长也应该想一想，孩子的小身板是不是吃得消。中医讲"劳则气耗"，劳累，无论是劳力还是劳心，都会伤气、耗血，导致气血亏虚，时间长了，孩子幼小的身体怎么支撑得住，最为娇嫩的肺脏必然最先受损，出现一系列肺系病症，如哮喘、支气管炎，甚至会患肺结核。

内邪伤肺。肺脏不但容易被外邪所伤，身体其他部位的疾病也容易牵连肺脏，即所谓"内邪干肺"。比如，肝火犯肺、脾湿蕴肺等，都是其他脏腑病变导致肺病的例子。对于小儿来讲，脾与肺的关系尤为密切，脾系病变更容易累及肺脏，导致肺系病变。小儿脾失健运，水湿不行，聚而为痰，会影响肺的肃降功能，孩子会出现咳嗽、气喘。

污染伤肺。临床上会见到有一些孩子，属于医院的老病号，患有非常顽固的疾病，如哮喘、喘息性支气管炎等，反复发作，总也去不了根。这些疾病在《灵枢》中被称为"肺胀"，表现为气喘、咳嗽、咳痰反复发作，时轻时重，久治不愈。孩子为什么会患上这么难治的疾病呢？一个很重要的原因是污染。近年来大气污染很严重，可怜孩子们小小年纪却要在这样的环境中长大，娇嫩的肺脏怎么受得了。更令人痛心的是，一些家长在孩子面前吸烟，不顾自己的健康，还无视对孩子的毒害。长年吸二手烟，危害不亚于主动吸烟。

顺着脾和肺的脾气，孩子才能不生病

补养脾、肺，要顺时、顺势而为，这样才能把脏腑调理顺畅，孩子才不生病。

总的来说，要注意以下几点。

首先，必须注意饮食，做到饮食有节，不偏食、挑食，也不暴饮暴食，少吃零食以及过甜、过冷、油腻、辛辣的食物。

其次，要养成良好的作息规律，早睡早起。要注意根据天气变化，及时让孩子增减衣物。不能一味要求孩子学习，要注意劳逸结合，多参加有益身心的体育活动。

再次，要注重孩子的心理发展，多关心孩子，多听听孩子的心里话，别让孩子什么事都闷在心里。

最后，有空的时候，给孩子做穴位保健按摩，不仅能防病治病，也是增进感情的好机会。

以上说的都是一些原则，至于饮食起居、生活调护、穴位按摩的具体方法，本书的各个章节会一一说明。

第一章

孩子感冒、咳嗽、积食，
都是脾虚、肺虚惹的祸

孩子常感冒，病在肺，根在脾

医院里的小病号，多半是来看感冒的

我每周在特需门诊出诊，看得最多的并不是什么疑难杂症，而是最普通，最常见的感冒。很多人觉得，感冒是再小不过的小病，还犯得上跑特需门诊？要说这感冒还真不能算什么大病。咱们大人要是得了感冒，一般就在家休息休息，或者上药店买点药，扛一扛也就过去了，很少有人上医院的。可小孩感冒说起来病不大，但有时候高热、咳嗽，来势挺吓人的，一般都到医院就诊。还有一些小孩成了医院的"常客"，反反复复感冒，而且别的孩子感冒1周就好了，他们感冒2周，甚至3周还没好利索。孩子的家长也被折腾得心力交瘁，这时候，总想找个中医"调一调"，就到特需门诊来了。

孩子呼吸系统娇嫩，容易被外邪侵犯

小孩为什么易患感冒，因为小儿脏腑娇嫩，肺本身又是娇脏，因此更加娇嫩了，肌肤藩篱不密，卫外功能不固，加上寒暖不知自调，当气候骤变、寒暖失常的时候，就容易受到外邪侵袭，伤风感冒。西医认为儿童身体发育尚未完善，鼻腔短，鼻毛少，咽喉狭窄，黏膜柔嫩，血管丰富，免疫力较差，容易被病毒感染，引起感冒。听着好像是两套说辞，其实都是一个意思，就是说小孩的呼吸系统还没发育好，特别娇气，抵抗力不强，如果再遇上变天、寒冷等诱发因素，就容易感受外邪（西医说的病毒）而感冒。

中医认为，感冒的病变部位在肺卫，明代医家鲁伯嗣在《婴童百问》中说"小儿感于风寒客于皮肤，入伤肺经"。鼻为肺之窍，咽喉为肺之门户，如果外邪经口鼻侵入，卫阳被遏，就会出现鼻塞、流鼻涕、咽喉肿痛等一系列感冒症状。如果外邪直接侵犯肺，还会咳嗽、咳痰。

对于感冒的病因，中医认为是"风邪"，无论"风寒感冒"还是"风热感冒"，打头的都是这个"风"。风为百病之长，还常常夹带寒、热、暑、湿等其他外邪，共同侵犯人体。这么说可能有点抽象，不好理解，那就打个比方。

如果把人体比喻成一个国家，那风邪就是侵略者的首领，带着手下寒邪、热邪、暑邪、湿邪等，要来攻打人体这个国家。肺又是什么呢？肺是将军，肺主一身之气，它负责宣发卫气，卫气是专门抵御外邪的，就像是守城的士兵，而肺是指挥这些士兵的。但肺这个将军不太坚强，比较软弱，所以经常城门失守。一旦肺卫被打破，侵略者就长驱直入，在人体内"烧杀抢掠"大做坏事，使人发热、咳嗽、流鼻涕，这就是感冒。

脾虚的孩子爱感冒

说到这儿，我想起前几天在门诊看到的一个孩子。孩子刚满6岁，还没上学，他妈妈带着他来看病。

母子俩坐下来，我循例先问："孩子怎么不好啊？"

孩子妈妈就说："前天刮风，估计是着凉了，昨天有点流鼻涕，今天就发热了，还咳嗽得厉害。"

要问起孩子为什么感冒，一般都会归结于受凉、冻着了，就像这个孩子的母亲，认为孩子感冒的原因就是"刮风，着凉了"。但往深处想一想，刮风天气冷，大家都冷，一个幼儿园里有那么多小朋友，怎么别人家的孩子都没生病呀？

中医认为感冒的病因有两方面，一是外感因素，二是正虚因素。外感因素就是前面说的邪，我们经常听到外感风寒、外感风热，这些都是引起感冒的原因，很好理解。而外感风寒，也就是人们常说的"受凉"。但并不是说有了外感因素就一定会感冒，也不是所有人都会感冒，那什么人什么时候会感冒呢？这就牵扯到正虚因素。

外邪侵犯人体，生病不生病，关键还要看正气的强弱。如果孩子身体好，正气足，一般外邪奈何不了他，也就很少感冒。而经常感冒的孩子一般都体质较差，正气虚弱。

就像刚才提到的那个孩子，他妈妈说他总是感冒，一感冒就高热、咳嗽，总去医院输液，每次都要折腾半个多月才好。有时刚好没几天，就又感冒了。我看孩子的舌苔水滑白腻，再切孩子的脉，判断出孩子体内有疳，体表又感染风寒，所以感冒咳嗽。

我问孩子的妈妈："小孩吃饭怎么样啊？"

不出所料，孩子妈妈开始大倒苦水："不好！老没胃口，什么都不爱吃。这不老生病嘛，一病就吃不下去东西，病好了也不爱吃饭，吃特少。"

我从他们一进门就观察这孩子，可不止是瘦，更重要的是，孩子没精神，一点都没有小孩朝气蓬勃的样子。当然，孩子病了是一方面原因，但更多的是孩子的体质因素。孩子小脸发黄又干，头发也发黄发干，身上不单瘦，摸摸四肢，肉软塌塌的，一点不"瓷实"。

我就跟孩子妈妈说："孩子脾虚，身体素质太差，所以老感冒，还不容易康复。"孩子妈妈听了，眉头微微皱了皱，显然有些不明白。

刚才说人体好比国家，风邪是侵略者，肺是守城的将军，顺着这个思路再往下想想，两军交战，最重要的是将军指挥得当，士兵勇猛。没错，肺这个将军虽然软弱一些，但指挥还是很有一套的，这时候，就得看士兵（卫气）是不是勇猛了。要士兵奋勇杀敌，首先得吃饱了。这时候，脾就出场了，脾主运化，它是负责押运粮草的。俗话说，兵马未动粮草先行，脾必须把粮草（营养物质）准备足了，士兵上阵杀敌才有力气。也就是说，正气充足，人就不容易感冒。中医有句话叫"四季脾旺不受邪"，说的就是这个意思。

治小儿感冒，肺和脾都得顾着

孩子感冒，表面上是肺脏的病，深层次却牵连着脾。临床上，因为脾虚导致积食，遇上外感风寒就感冒的孩子太多了。这种孩子脾虚、肺虚，治疗时除了常规的疏风解表，往往还需要健脾消积、益气固表。就好像刚才提到的那个孩子，我给他开的药方，除了治疗风寒感冒咳嗽常用的"杏苏散"，还加上了大枣、山楂等几位消食化积的药。

吃了三副药之后，这个孩子的病情好多了，咳嗽明显减轻，孩子妈妈又带着孩子来了，这回她的面部表情愉快了许多："大夫，您上次开的药太管用了，孩子吃了好多了，您再给他开几副药，再给调调。"

我又看了看孩子的舌苔，号了号脉，问孩子妈妈："孩子现在吃饭怎么样啊？"

"好多了，终于知道饿了。"

听到孩子"知道饿了"，我也很欣慰，对孩子妈妈说："孩子知道饿，说明脾胃功能逐渐恢复了，这就是最好的现象。别老想着给孩子吃药了。没有孩子身体好是靠吃药的。之前孩子的状态走偏了，我用点药，点拨一下，给他拉回正路上，现在孩子已经走在大路上了，我们小心点，护着他，他自然就会越走越好的。"

"那您说，就不用吃药了，就没事了？"孩子妈妈显然不放心。

"不是没事了，回去要引导孩子好好吃饭，这是最重要的。做家长的，多在做饭上下功夫，这孩子脾胃弱一些，饭菜弄得可口点，易消化点。小孩吃得多了，慢慢身体壮实了，以后就不会老感冒了。"

上面这番话不只是对这一位家长说的。对于小孩，一定要重视饮食，家长好好做饭，让孩子好好吃饭，千万别图省事，老给孩子吃外面买的饭菜。外面的饭菜油大、盐多，不好消化，久而久之就把孩子的脾胃弄坏了，孩子脾虚，身体就虚，就容易感冒。

发热原因多，离不开脾虚和肺虚

孩子发热是对家长的考验

对于很多家长来说，最让他们紧张和头痛的就是孩子发热。如果孩子感冒了，仅仅是流鼻涕、咳嗽，可能很多家长会采取在家护理的方式，不会带孩子上医院。一旦孩子发热，尤其是高热，就算是看了再多育儿书的家长，也会火急火燎地带孩子来看急诊。

我在临床中接触到的小患者，很多都是被家长带来看"发热"的，不管孩子得的什么病，因为什么引起的发热，家长都紧紧盯着体温计上的刻度，就希望医生的回春妙手能让孩子的温度赶快降下来。

其实，在大夫看来，发热只是一种现象，无论中医学还是西医学，发热都是一个症状而不是一种病。在发热的背后，隐藏着很多种可能性。

做家长的都知道，孩子特别容易发热，甚至有的孩子动不动就发热，而且还是高热。从西医的观念来看，这是因为孩子的体温调节中枢发育尚未完善，不能很好地调节体温，所以，一遇到诱发因素，就很容易发热，并且容易高热。中医认为，小儿为稚阴稚阳之体，不耐火邪，所以容易发热，并且容易高热，甚至引发惊风、抽搐等。

一般来说，腋下温度37.3～38℃为低热，38.1～39℃为中等热，39.1～40℃为高热，超过41℃则为超高热。家长在孩子体温较低时通常还比较镇定，一旦体温超过39℃，大部分家长都着急起来，要是超过40℃，绝大部分家长都慌了神。

我在这里要和家长朋友说一句，既然孩子的体质特点决定了他们容易发热，那么发热本身，或者体温的高低并不能决定病情的轻重，反而是寻找引起发热的原因更重要。带孩子上医院，眼睛不要只盯着怎么把体温降下来，而应该仔细听听医生对病情的分析，了解孩子到底患了什么病。

多数孩子得的都不是什么大病，医生对症治疗，家长在家对症护理，体温自然会降下来，即使是发热几天，只要精神状态良好，大部分孩子是可以耐受发热的。

孩子发热多是肺系疾病引起的

在中医看来，引起发热的原因可分为两大类，即外感发热和内伤发热。对应西医的说法，应该就是感染性发热和非感染性发热。

引起外感发热的疾病，如感冒、扁桃体炎、支气管炎、肺炎等，绝大多数都在肺系。这是因为邪气无论从口鼻还是皮肤、毛孔侵入，都会郁闭肺气，孩子的肺脏尤其娇嫩，肺气更容易郁闭，这时人体的正气会奋起反抗。肺气郁闭会引起发热，正邪相争也会引起发热，这是实证，在很短的时间内体温就能升得很高。

对于这种外感发热，在临床上，除了积极处理原发病，指导家长正确为孩子降温，防止惊风、抽搐以外，一般会开一些宣肺的药，使郁闭的肺气宣散，这样，往往体温能很快降下来。

脾虚积食是孩子发热的重要原因

有时候，家长会说自己的孩子无缘无故就发热了。其实，哪有没有原因就生病的呢。家长所谓的"无缘无故"，是指孩子并没有明显的打喷嚏、流鼻涕、咳嗽等感冒症状，而以发热为突出表现。这种没有明显外感致病因素的孩子，多半属于内伤发热。

引起内伤发热的原因有哪些呢？总结起来大概有饮食积滞、情志不遂、肝气郁结等，但小孩哪有那么多情志不遂、肝气郁结呢？归根结底，孩子内伤发热，还是吃出来的。

临床上这种小患者太多了。前几天遇到的一个孩子就特别典型。小孩五六岁，上幼儿园，但是因为总发热，三天两头请假。妈妈带他来的时候，特别苦恼，跟我说"这孩子怎么又发热了，这2个月时间都发热3次了，医院去了好几趟了，打针输液，才好了没几天，又热起来了。"

我拉过孩子的手，一摸，手心发烫，手背却不怎么热。看看孩子的舌苔，特厚，黄腻腻的。

我问孩子妈妈："孩子吃饭怎么样啊？"

"不好好吃，不爱吃菜。"

"妈妈做得不好吃。"孩子嘴里嘟囔着。

"那你爱吃什么呀？"

"汉堡包，薯条！"

我为孩子诊了脉，又摸摸孩子的肚子，问孩子妈妈："孩子大便好吗？"

"不好，好几天一次，特干。"

我点点头，说："这孩子脾虚，有积食，体内气机不顺，所以就爱发热。他手心是热的，手背却不热，小肚子也很热，这都是积食发热的表现。"

"那您说他是吃多了？"家长有些疑惑。

"有些孩子积食是吃多了，你这孩子是瞎吃，把脾胃吃坏了，吃了消化不了，所以积食。汉堡包、薯条、可乐这些东西，大人吃了都不好消化，何况他一个孩子。"

"那您说这怎么办啊？"

"回去喝几天白米粥，给孩子揉揉肚子，再开点消食化积的药，积食消了，发热自然就好了。"

对于脾虚引起食积发热的孩子，我一般会开点山楂丸，酸酸甜甜的，小孩都喜欢吃。山楂是开胃消食的，尤其擅消肉食。现在的孩子，家里条件都不错，经常大鱼大肉，很容易积滞，吃点山楂丸效果很好。

揉肚子是很好的健脾方法。家长如果不具备小儿推拿按摩的知识，或者临时抱佛脚，都可以试试给孩子揉肚子。手法要轻柔、缓慢，但要有一些压力，顺一定方向转圈按摩，孩子会觉得很舒服。

咳嗽老不好，肺失肃降，脾失健运

咳嗽让很多孩子成了老病号

在儿科，发病率最高的疾病非感冒莫属，持续时间最长的症状就是咳嗽。的确，在临床中，经常能听到家长抱怨，孩子咳嗽了几周，甚至几个月了，还是不见好。

有些孩子，可能一开始生病是因为感冒，时间长了，最初头痛、发热、鼻塞、流鼻涕的症状全都消失了，就剩下咳嗽，绵延不断，经久不愈。所以，虽然与发热一样，咳嗽只是一个症状，但临床中也有不少家长，就是带孩子来看咳嗽的。

虽然孩子一声一声的咳嗽让家长很揪心，特别是夜里，孩子小脸通红，"吭吭"地咳嗽，更是让家长着急上火，恨不得有个法子马上把咳嗽镇压下去。但在这里我要说一下，一般情况下，咳嗽是人体一种保护机制，是为了清除呼吸道内的异物、分泌物。孩子患上感冒、支气管炎等呼吸道炎症，分泌物会增加，自然会咳嗽，希望把这些让他难受的东西咳出去。这个时候，给孩子喂一些止咳药，强行把咳嗽镇住，是不利于病情恢复的，反而有可能加重病情。

那这恼人的咳嗽该怎么办呢？这还要从引起咳嗽的原因入手，下面我们就一起来看看，到底是什么原因导致孩子咳嗽，又是什么原因造成孩子咳嗽总也不好。

咳因虽多，无非肺病

引起咳嗽的原因很多，但病位都在肺。《黄帝内经》中说"五气所病，心为噫，肺为咳，肝为语，脾为吞……"意思是说五脏之气失调后所发生的病变，心气失调则嗳气，肺气失调则咳嗽，肝气失调则多言，脾气失调则吞酸……说明咳嗽是肺病的主要表现。张介宾的《景岳全书》中又将咳嗽分为外感和内伤两类。外邪犯肺或者痰湿壅肺，都会导致咳嗽。

小孩身体稚嫩，抵抗力差，容易被外邪侵犯，而肺脏尤其娇嫩，特别容易被外邪所伤，所以小儿咳嗽，初起多为外感咳嗽。风寒、风热之邪从口鼻侵入肺脏，肺失宣降，肺气上逆，就会引发咳嗽。有些孩子，平时体质较差，肺气虚弱，就比别的孩子更容易咳嗽，咳嗽得也更厉害。

因为外邪有寒、热之分，所以咳嗽也可分为寒咳和热咳，而且寒咳、热咳之间可以相互转化。孩子外感风寒感冒，出现咳嗽，这时是寒咳，但孩子是纯阳之体，寒咳只是暂时的，很快会化热入里，痰热蕴肺，变成经久不愈的热咳。

长时间慢性咳嗽不只是外感咳嗽，多为内伤因素所致。那种感冒之后迁延不愈的咳嗽，多是肺阴虚所致。

有一个找我看病的孩子，一坐下就开始干咳，咳得我都难受了。她自己有点不好意思，想说话，一说又咳起来了。

我跟她的家长说："带水了吗，先给孩子点水喝。"

她妈妈赶紧递给她一瓶水，然后跟我说："大夫，这孩子就这么咳嗽，有一个多月了。"

"那怎么现在才来看啊？"

"孩子不愿意来，怕耽误学习。开始只是有点感冒，这孩子学习好，也好强，不愿意请假，就这么坚持，后来感冒好了，就落下这咳嗽，总也不好。"

"咳嗽有痰吗？"

小姑娘喝了口水，清了清嗓子，说："没有，有时候早起有一点，就像一个小疙瘩。"

"你还有什么不舒服啊？"

"没什么，就是老咳嗽，嗓子痒，口干。"

"大小便怎么样？"

这回小姑娘没开口，家长说："大便还行，尿黄，喝水少。"

"不爱喝水吗？"我问小姑娘。

"太忙了，没时间喝。"

这种理由我真是没少听，尤其是一些学习好的孩子，还真是不少"忙到没工夫喝水的"。

一边问诊，一边给孩子进行了舌诊和脉诊，之后我对孩子家长说："这孩子最初就是感冒，没重视，再加上平时学习压力大，休息不好，又不爱喝水，现在有点肺阴不足的表现。"

"肺阴不足"小姑娘重复了一下这四个字。

"我打个比方，就好像有人找了劈柴，点了把火，烤着你的肺，它本来应该很湿润的，现在不够湿润了，所以你就觉得干，想咳嗽。"

"那您说这怎么办啊？"孩子家长问。

"这孩子的病属于肺阴虚，所以应润肺养肺。另外，得让孩子多休息，这也是我开的方子，与吃药一样重要。"

临床上，这种肺阴不足导致的小儿慢性咳嗽很常见，那种一咳几个月不好的，多数是肺阴虚的孩子。

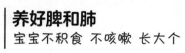
脾为生痰之源

《黄帝内经》中说"五脏六腑皆令人咳，非独肺也"。不单是外邪直接犯肺会引起咳嗽，其他脏腑疾病也会影响肺脏，造成咳嗽。比如饮食不当，脾失健运，水湿内停，痰浊内生，也会导致咳嗽，同时有痰。再比如，肝火亢盛，木火刑金，伤于肺脏，也会出现咳嗽。

对于小儿来说，脾失健运引起的咳嗽最为常见。明代医家李中梓在《医宗必读》中称"脾为生痰之源，肺为贮痰之器"说的就是这回事。孩子脾常不足，如果乳食积滞，水湿内停，就会酿湿成痰，而痰浊上渍于肺，必然会导致咳嗽。

陈复正在《幼幼集成》中总结："因痰而嗽者痰为主，主治在脾；因咳而动痰者，咳为重，主治在肺。"

临床上，食积咳嗽也占了很大的比例。一般来说，这种孩子都先有积食的表现，如厌食、腹胀、口臭、便秘等，然后出现咳嗽，进食后或者黎明时咳嗽得最厉害。为什么黎明时咳嗽得厉害，《丹溪治法心要》中解释："五更嗽多者，此胃中有食积，至此时流入肺经。"

对于这种有痰的食积咳嗽，单纯的镇咳反而会加重病情，而仅仅宣肺化痰也往往收效不大，反而是吃些健脾消积的药，很快积滞消了，咳嗽也就好了。

肺阴虚，扁桃体反复发炎

扁桃体肿，让孩子很受罪

我们这一辈子，多多少少总有过扁桃体发炎的经历，咽喉红肿，甚至溃烂，连喝口水都痛得要命。小孩子尤其容易患扁桃体炎。

记得有一次，在门诊接待了一个来看感冒的孩子，孩子的妈妈跟我说："大夫，孩子可能是着凉、感冒了，不停地哭。"

这孩子才1岁，不会说话，哭得时间长了，都没力气了，断断续续地抽泣。进行了简单的查体，整个咽喉全肿了，两侧扁桃体上还布满了白色的糜烂点。

我跟孩子的妈妈说："孩子不光是感冒，还有烂乳蛾，就是化脓性扁桃体炎。孩子难受，又说不出来，所以就哭得厉害。"

临床上，扁桃体发炎的孩子很多，有些孩子扁桃体反复发炎，甚至需要接受扁桃体摘除术，受罪不说，对孩子的免疫力也有一定影响。

外邪犯肺，扁桃体发炎

西医认为，扁桃体炎是细菌或病毒感染引起的炎症，可单侧或双侧发病，轻者只有红肿，重的则糜烂化脓。因为正常人体咽喉部本来就存在一些致病菌，所以当有受寒、劳累等诱因使免疫力下降时，扁桃体就会发炎。

在中医学中，扁桃体炎被称为乳蛾，单侧发炎称单乳蛾，双侧发炎称双乳蛾，化脓溃烂的则称为烂乳蛾。中医认为，当外感风热，侵犯肺脏时，邪毒循经上逆，搏结于咽喉，就会导致喉核（扁桃体）红肿疼痛。如果此时不加以妥善治疗，热毒炽盛，就会导致喉核溃烂化脓，形成化脓性扁桃体炎。

养阴润肺，可免挨一刀

有些孩子扁桃体反复发炎，或者迁延不愈，成为慢性扁桃体炎。患上扁桃体炎，因为嗓子痛，会影响进食，小一点的孩子甚至会拒食，严重影响孩子的身体发育。而学龄期孩子，扁桃体发炎十分痛苦，反复发炎还会影响学习。

无论是影响孩子的身体发育还是学习，都是最让家长着急的问题，所以临床上经常能见到焦急的家长带着孩子来就诊。

"大夫，这孩子扁桃体总是发炎，一有点风吹草动，嗓子就肿了。这个月都请两回假了，太耽误孩子学习了。大夫您说，是不是非要把扁桃体摘除才行啊？"

"您先别着急，我先给孩子看看。"我一边安抚孩子妈妈，一边示意孩子张开嘴。

男孩 10 岁了，让张嘴就配合地张开嘴。一张嘴，先闻到口气很大，我看见他两侧的扁桃体都发红、肿大，咽喉部很干燥，舌面很红，舌苔却很少。

"除了嗓子痛，还有什么不舒服？"我问男孩。

"嗓子痒，想咳嗽。"

"发热吗？"

"不发热。"

"大便怎么样啊？"我一边切脉，一边问病情。

"干燥"多余的话一句也没有，因为嗓子难受，不愿说话。

通过一系列对话与观察，看出这孩子是很典型的肺阴虚，我问孩子的妈妈"你平时都给孩子吃什么药啊？"

"就吃点含片，厉害了就吃阿莫西林。"

"这些药都是对症的，去不了根。这孩子的病不是一天两天了，之前有内热，就没好利索，把肺都伤了，现在肺阴虚，有虚火，这虚火往上拱，所以扁桃体总发炎。只吃点含片不行，得吃点清热滋阴的药，把肺养滋润了，虚火撤下来，病才能好。"

"那您赶紧给开点药吧。"

"吃上这药之后，注意看看孩子什么时候不咳嗽了，大便不干了，病就差不多好了，扁桃体就不会总发炎了。"

"那您说就没必要做手术了吧？"

"要是好了干吗还做手术，要是没好，再调药，实在不行再动手术。"

我给孩子开的就是养阴清肺汤，用生地黄、麦冬、川贝母养阴，薄荷解毒。为什么要让家长观察孩子咳嗽和大便呢？因为肺阴虚，不滋润，影响宣发功能，就会干咳；而肺与大肠相表里，肺阴不足也会累及大肠，造成大肠蠕动减慢，出现便秘、大便干燥。这样一来，很抽象的肺阴虚就有了具体观察指标，通过观察咳嗽、便秘的改善，就知道肺脏的改善情况了。

平素肺虚，肺炎找上门

小感冒烧成肺炎

听亲戚朋友们聊天，时常能听到这样的话：感冒也一定要重视，谁家的孩子因感冒没治好，发热成了肺炎。这句话的前半句自然很对，感冒是需要引起重视，不能认为是小病就坐视不理，但后半句就有问题了，肺炎真的是烧出来的吗？

其实，发热与肺炎的关系，很多人都弄反了。并不是发热不退导致肺炎，而是肺炎引起发热。儿科病房住着一个小患者，开始也是感冒，家里人也没当回事，给吃了点感冒冲剂，发热就吃点"退热药"。过几天感冒好像是好多了，鼻涕不流了，咳嗽却越来越厉害，发热也严重了，体温超过了 39℃，呼吸也急促起来。家里人觉得不对劲，到医院摄 X 线片，肺炎。

有些孩子受到传染，一开始发病就是肺炎。而有些孩子，开始的确是感冒，后来怎么转成肺炎呢？这种情况在医学上叫作感冒继发肺部感染，当然不是发热烧出来的，与孩子本身体质有关系。

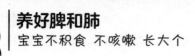

肺炎喜欢招惹脾肺虚弱的孩子

很多肺炎患儿的家长都会有这样的疑问："都在一个幼儿园，怎么别的孩子好好的，我家孩子就被传染了呢？""别的孩子感冒几天就好了，我家孩子不但没好，怎么反而转成肺炎了呢？"

任何疾病的形成，都有内外两方面因素。肺炎也不例外，外因在中医讲是风邪，在西医讲是细菌、病毒。当外邪势力强大（比如周围有患病的人，空气中的细菌、病毒浓度很高时），身体抵御不住，就会患病。

那么内因，就是身体的抵抗力弱。什么样的孩子容易得肺炎？一是年龄小的孩子。身体还非常稚嫩，免疫系统没有发育好，从母体中带来的保护抗体耗尽了，容易受到外邪（病原体）的侵犯而发病。二是患有一些慢性病的孩子，比如贫血、先天性心脏病，这些孩子往往免疫力低下，特别容易患包括肺炎在内的各种感染性疾病。

还有一些孩子，3岁以上了，并没有什么疾病，却是肺炎的"易感人群"，那就是脾肺虚弱的孩子，这种孩子往往身体素质很差，别人不生病他生病，别人生小病他生大病。

对于脾虚的孩子，前文已经反复说过，这类孩子有吃饭问题，没食欲，吃得少，吸收差，时间长了就是慢性营养不良。身体没有营养供应，哪来的抵抗力。如果患上感冒，本就岌岌可危的免疫力再次受创，肺炎球菌乘虚而入。而肺虚的孩子，不能很好地宣发卫气，保护机体，同样不能很好地抵御外邪。这样一来，当有风邪入侵的时候，只有缴械投降。

脾肺虚弱的孩子得了肺炎更难愈

在儿科，肺炎是比较严重的疾病，但一般情况下，经过积极的抗感染治疗，多能顺利痊愈，没有什么后遗症。少数情况下，小儿肺炎会导致呼吸困难、发绀，甚至抽搐、昏迷，严重的会危及生命。也有一些孩子，正规抗生素治疗后，大部分症状消失了，咳嗽却迁延不愈。

这些孩子，多半是脾肺虚弱。脾是气血生化之源，脾气健旺营养吸收才好，免疫力才强。虽然大家都知道，得了肺炎及时用上抗生素就会好，但大家可能不知道，抗生素再厉害也只是个帮手，真正把体内的细菌消灭掉的，是孩子自身的免疫系统。如果孩子脾虚，免疫功能差，抗生素这个帮手再厉害，打起仗来还是很吃力，也就迟迟不能痊愈。而且，肺炎和抗生素都容易损伤肺阴，加上孩子平素肺虚，很容易导致肺气阴两虚，所以咳嗽症状迁延不愈，总是口干舌燥，干咳无痰，孩子的精神状态也不好。

有些孩子可能天生体质不好，但大部分孩子是哺喂不当导致的。即使是先天不足，通过后天的精心养育，也能调整得很好。什么是精心养育，不是什么贵给孩子吃什么、什么贵给孩子用什么就是精心。做家长的应该多了解孩子，多了解孩子的身体，尤其要重视孩子的吃和玩。给孩子吃的东西要适合他娇嫩的五脏，多带孩子玩，尤其是户外运动。本书后面的章节也会介绍对孩子有益的食物和生活调养方法，不妨多借鉴。

肺、脾不足，容易患哮喘

哮喘是小儿健康一大杀手

年幼的婴儿生病了，家长一般很紧张，因为没经历过，而大一些的孩子生病，往往很多家长的心态会比较平和，因为见多了。但有两种情况，家长都没法淡定。一种就是病情危重，如孩子患心肌炎、肺炎这类比较严重的疾病，家长一般都非常焦虑，生怕治不好威胁孩子的生命。另一种就是慢性病，"断不了根"，比如哮喘，家长的焦虑程度也非常高，而且是日复一日地焦虑。孩子每发作一次，家长的焦虑就增加一分。

哮喘可以说是个文明病，发病率随着生活水平的提高而提高。1990 年儿童哮喘的患病率不足 1%，到了 2000 年，已经达到 1.5%，现在仍在持续上升。

哮喘发作时，喘息、呼吸困难，甚至会危及生命。并且，哮喘具有反复发作的特点，有的甚至会持续到成年。如果控制不佳，哮喘反复发作，会影响孩子呼吸系统的发育，使呼吸功能受损，从而严重影响孩子的健康。临床常见到家长专门带孩子来看中医，就是为了"断根"。

孩子为什么会患上哮喘？

花粉、灰尘、海鲜……这些只是哮喘的诱因

说起孩子为什么会哮喘，很多家长会说，孩子过敏，甚至直接把哮喘的原因归罪于花粉、灰尘、海鲜等。其实，这些常见引起过敏的东西，西医叫作致敏原；中医中叫作发物。接触发物，只能说是哮喘的诱因。要不然，这些自然界广泛存在的东西，别的孩子也经常接触，怎么不哮喘呢。

中医认为，哮喘是因为引动体内伏痰而发生的。当接触某些特定的诱发因素，有些孩子是吸入花粉，有些孩子是吃了牛奶、鸡蛋、海鲜，还有些孩子甚至是吸入冷空气，或者孩子情绪不佳、过度劳累等，这些都有可能引动体内伏痰。痰随气升，气因痰阻，痰气交阻，阻塞气道，就会发生哮喘。

肺、脾不足，才是产生伏痰的根本原因

引起哮喘的主要因素不在于发物或者外邪，而是体内的伏痰，这才是"病

根"。那伏痰是怎么产生的呢？这就要好好问一问孩子的肺和脾了。

痰来源于人体内的津液，如果体内津液调节失常，就会成为痰。而体内津液的调节又与肺和脾的关系十分密切。前面介绍过，肺主行水，具有宣肃功能，负责通调水道。孩子肺功能正常，津液才能散布全身，如果肺气不足，津液就会留滞在经络，成为痰饮。"脾为生痰之源"，如果脾气不足，不能很好地运化水湿，就会聚湿成痰。脾、肺功能不足，津液调节失常，水湿停聚，痰饮内伏，这就是哮喘反复发作的祸根。

正确治疗，大部分孩子都能治愈

对于儿童哮喘的治疗，西医已经有非常经典的治疗方法，并且行之有效。家长们千万不要因为担心所谓激素的副作用而不给孩子治疗，或者一见症状好转，就自行停止治疗。治疗哮喘，不是一朝一夕的事情，要有长期治疗和调理的心理准备。坚持正规治疗，绝大部分孩子的哮喘症状会慢慢消失，在青春期前能够痊愈。

这里奉劝家长朋友，千万不要迷信什么偏方，不顾医生的劝阻，耽误孩子的正规治疗。那些偏方不但不能让孩子的病"断根"，反而会贻误病情，使孩子成年之后仍不能摆脱哮喘的困扰。

带孩子看中医是明智的选择，虽然中西医的理念不尽相同，但并不矛盾。通过中医中药的调养，补肺健脾，祛除体内伏痰，配合西医正规治疗，会收到事半功倍的效果。

我曾经治疗过一个患哮喘的 10 岁男孩，患病 4 年了，一感冒就发作。家长带着孩子四处求医，希望能"断根"。来找我时，这孩子很白净，但有些过于白净了，没血色，很瘦弱，天气不热，出汗却很厉害，舌苔很薄，一搭脉，很细很弱。家长告诉我，吃饭也不好，大便也稀。这是典型的肺气虚、脾气虚的表现。

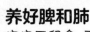

我问："这些年你都带孩子去哪看病了？"

家长说了一堆，中医院西医院都有。

我说："你不是去市儿童医院看了吗，那是最权威的医院，按照人家说的治疗。另外，这孩子肺虚、脾虚，我开点药调一调，配合西药，会好得快些。"

家长一听好得快，面露喜色。

我又赶紧说："好得快也不是一副药两副药的事，先别着急，应把孩子身体调理好，等孩子身体壮实了，慢慢病自然会好的。"

孩子家长领着孩子将信将疑地走了，过了一阵又来找我，说："上次吃了您开的药，孩子胃口好多了，吃饭比以前多了，您再给调理调理吧！"

我看孩子小脸圆了一些，自汗也好了很多，依据他现在的情况开了药方，又嘱咐家长说："孩子现在身体好多了，再调理就不用总吃中药了，多在饮食上下功夫。西医治疗还是听大夫的，不能见好就收，一定要坚持治疗。"

后来在医院又碰到这个孩子来看其他的病，那时孩子已经上中学了，家长非常高兴，说孩子的哮喘完全好了，现在什么药都不用了，已经2年没犯哮喘了。

长口疮，病在脾上

小口疮，影响吃饭大问题

经常有家长着急地来找我，说孩子不吃饭，一喂就哭。一般都是还不大会说话的幼儿，孩子哭得撕心裂肺，家长的心也快给哭碎了。一方面是孩子的哭声实在可怜，另一方面是拒绝吃饭更让家长着急。

遇到这种情况，我都首先会检查孩子的口腔，往往能发现牙龈、上腭等处有白色的糜烂点，有的孩子甚至全口满布糜烂点，这是口疮，西医称为口腔溃疡。

口疮一般发生在牙龈、舌、上腭、两颊等处，为淡黄色或灰白色的溃疡，非常痛，有烧灼感。发生在口角的口角炎，也属于口疮的范畴。有些孩子伴有发热，下颌淋巴结肿大。

心脾内热，实火引发口疮

提起口疮，很多人认为是上火了，的确是这样。有的孩子外感风热，邪毒由肌表侵入，内应于脾胃，引起心脾两经内热，心开窍于舌，就会发于口腔黏膜，引起口疮。还有的孩子平时喂养不当，吃了过多肥甘厚味或者油炸煎烤的食物，导致内火偏盛，邪热积聚在心脾，就会外发为口疮。而且，孩子尤其是婴幼儿，口腔黏膜娇嫩，不能耐受邪热熏蒸，比成人更容易长口疮。

如果孩子发病很急，短时间内出现多个溃疡，疼痛非常剧烈，似乎说话都费劲，或伴有发热，这都是实火造成口疮的表现。这些孩子往往还有口臭、流口水、腹胀、便秘的表现，舌质红，舌苔黄厚，说明病位在脾。

脾胃不足，虚火上炎，反复长口疮

在临床上，经常会遇到因为反复口腔溃疡来看病的小孩。

强强妈妈带孩子来看病时，一进门就和我诉苦："大夫，这孩子三天两头长口疮，一长口疮就不好好吃饭，您看，这么瘦，个头也比他同学矮，可愁死我了。"

我看看强强，小脸很白，嘴唇也没什么血色，看起来有点瘦，精神也不好，好像没睡醒似的。

我让强强张嘴看看，口腔里有散在分布的灰白色溃烂点，舌红，苔少。

我问强强："长口疮多长时间了？痛吗？"

"这次是 3 天前长出来的，总反复长口疮，不怎么痛，就是感觉嘴里有点别扭。"

我又问强强妈妈："以前看过吗？给孩子吃什么药？"

"吃了，比如牛黄解毒、牛黄清火，可是不管用。"

我说："你给孩子吃这些药，孩子的病不但好不了，还会越来越重的。"

"啊？"强强妈妈有点意外"长口疮不就是上火了吗？不该吃去火药吗？"

"别人家的孩子可能该吃，你家孩子不该吃。"我看了看一脸不解的强强妈妈，接着说："别人是实火，这孩子是虚火。"

"虚火是怎么回事呢？"

"这孩子脾虚，你看他面色发白，没有血色。"说着我握住孩子的手"手也是冰凉的。这都是脾胃虚寒的表现。本来孩子身体就不好，你还总给他吃那些清火的凉药，身体不就更差了吗？"

"那怎么还会上火呢？"

"是虚火，孩子脾胃不足，无根的虚火上炎，所以总长口疮。"

强强妈妈恍然大悟："我从来没想过孩子长口疮是脾虚的问题，那您说该怎么办呢？"

"我给他开点温中健脾的药，脾好了，就能把虚火给引下来，以后就不会总长口疮了。"

临床上像强强妈妈这样随便给孩子吃"去火"药的家长不在少数。这是非常不可取的。要知道，孩子的脾胃非常娇嫩，饮食稍有不慎都可能损伤脾胃，何况是药，是药三分毒，"去火"药也不例外。不论"火"有没有"去掉"，把孩子的脾胃伤了都是得不偿失的。就算孩子真的有实火，需要吃一些清热解毒的药，也一定要请医生辨证论治。因为医生会根据孩子的体质与病情全面考虑，给出最适合的个体化治疗方案，不但要治好病，更重要的是不能损害孩子的身体。

脾胃虚弱，总是拉肚子

经常腹泻，影响小儿生长发育

对于大人来说，偶尔吃坏了东西拉肚子，似乎不是什么大事。但对于儿童，尤其是婴幼儿，拉肚子可是一件大事，病情严重的可能会危及生命；如果迁延不愈，则会影响生长发育。

小儿体液容量比较少，如果腹泻严重，尤其是水泻，会从胃肠道丢失大量水分，造成脱水，进而造成血液中电解质紊乱。如果没有进行及时有效的治疗，孩子甚至会有生命危险。即使是轻度腹泻，虽不至危及生命，但如果长期腹泻，无法正常吸收营养，会导致孩子营养不良，生长发育异常。

乳食不节，损伤脾胃是孩子腹泻的主要原因

前不久，我的朋友带他的宝贝孙子来找我，一进门就说"这几天我孙子拉肚子，不好好吃东西。"说完，就把一片用过的纸尿裤举到我面前。

我一看，上面都是孩子的大便，深绿色，很稀，夹杂着不消化的菜叶子和西瓜残渣，泛着一股酸臭味。

小孩只有 2 岁，小脸红扑扑的，凑近了，嘴里却有异味。舌头淡红色，舌苔很黄很厚。

我对朋友说："孩子一天大便几次？拉肚子时哭吗？"

"每天三四次，拉肚子时哭，拉完了能好点。"

"睡觉好吗？"

"不好，夜里醒几次，一醒了就使劲哭，平时也老发脾气。"

"你家孩子这是伤食了，你平时肯定给他吃不少东西吧。"

"那当然，家里就这么一个孩子"

"你给吃得太多了。你看这大便，都不消化，孩子小，有时候遇到喜欢吃的水果会贪吃，但是他的脾胃很娇嫩，受不了这么多食物，久而久之，脾胃就被损伤了，脾胃受损就更消化不了这么多食物。所以未消化的食物就都拉出来了。积食还会产生内热，扰动心神，所以孩子晚上也睡不踏实。"

"那怎么办？"

"我给他开点消食健脾药，积食消了，脾功能好了，就不拉肚子了。不过，以后饮食还是要注意，不能随便给孩子吃，要注意度。"

朋友的孙子病情并不严重，相信很快就会康复。临床上因为伤食而腹泻的孩子很多。家长都以为孩子伤食就会表现为厌食、吃不下饭，很少会想到腹泻也是伤食引起的。

其实，整个消化过程都有赖于脾胃的正常运作，如果平时不注意小儿脾胃的养护，就很容易造成脾胃虚弱，饮食稍有不慎，就会生病，有的孩子表现为厌食，有的孩子表现为腹泻。

冷热都会伤脾，导致腹泻

临床上还会见到这样的现象，同样是感冒，有些孩子只是打喷嚏、流鼻涕、咳嗽，但有些孩子却会拉肚子。这是因为，无论是感受风寒，还是感受湿热，邪毒都会侵犯脾胃，如果孩子本身脾胃就比较虚弱，就很容易使运化失常，导致腹泻。

这种腹泻往往大便非常稀，像水一样，很容易引起孩子脱水，尤其是年龄较小的婴幼儿。如果家长发现孩子有发热、流鼻涕等感冒症状，并且有水样腹泻，尤其是口渴、精神状态差的时候，一定不要耽误，赶紧去医院就诊。

脾虚的孩子总拉肚子

对于大多数孩子来说，腹泻是一种病态，但有一些孩子，拉肚子却成了"常态"，经常腹泻，甚至家长很注意饮食，也不让孩子着凉，还是会莫名其妙地拉肚子。

这种孩子往往面色发黄，很瘦，肌肉也松，不结实，手脚冰凉，精神状态不好。腹泻多发生在吃饭之后，拉的就是吃的食物，而且并不十分臭。拉肚子时轻时重，反复发作，也没什么明显的诱因，这种"莫名其妙"的腹泻就是脾虚造成的。

因为孩子脾虚，运化不好，所以吃完就会"原样"拉出去。这样，营养物质也不能被消化吸收，孩子的生长发育会受到很大影响，不但瘦弱，面色不好，个头也矮，智力也赶不上同龄人。

一旦把脾胃调理好，孩子的变化是惊人的，不仅腹泻次数会明显减少，很多家长反映，孩子爱吃饭了，而且变得精神多了，机灵多了。

孩子肚子痛，病多在脾胃

儿科大夫最怕肚子痛

要问儿科大夫，最怕什么病，多一半会说"最怕孩子肚子痛"。几乎所有的小孩都曾经喊过肚子痛，因为肚子痛去看病的孩子也不在少数。但要明确腹痛的原因，往往比较困难。

不少孩子只会说肚子痛，具体哪痛，怎么个痛法却说不清楚，有没有其他不舒服也说不清楚。

对于医生来说，小儿腹痛，尤其是不会说话的婴幼儿腹痛，的确是个棘手的问题。从婴儿肠绞痛到需要马上处理的肠套叠，从腹胀到阑尾炎，很多疾病都能导致腹痛。

脾阳不足，腹部寒痛

对于小儿腹痛，家长可能怀疑"是不是着凉了？"的确，受凉是引起腹痛的一个重要原因。腹部受凉，会使寒邪凝结在胃肠，使气机凝滞，不通则痛。很多孩子晚上睡觉时吹空调，第二天就会出现肚子痛的情况，如果用暖宝敷一敷，肚子暖和过来，疼痛会大为缓解。可是民间也有俗语"傻小子睡凉炕，全凭火力壮"，生活中也能见到很多孩子很"皮实"，即使偶尔受凉，也没大事，第二天照样活蹦乱跳的。这又是怎么回事呢？

其实，这两类小孩的区别就在于脾功能的强弱。"皮实"的孩子脾功能好，对凉气的抵御能力强，不会动不动就生病；而经常受寒腹痛的孩子，一般脾阳不足，不能克制寒气，这种孩子不但经常腹痛，也容易呕吐、腹泻。并且因为阳气不足，不能温煦全身，手脚也常常是冰凉的。

脾虚积食也会引起腹痛

积食是小儿常见病，积食又会引起其他病症。我曾经接诊过一个腹痛的孩子，非常烦躁，哼哼着肚子痛。

我摸一摸他的小肚子，很鼓，这一碰不要紧，孩子哇一声就哭了。

孩子妈妈解释说："孩子的肚子不让碰，他说肚子痛，我本来说给他揉揉肚子能舒服点，谁知道一碰就哭，说痛得更厉害了。"

我见这种情况，就问："孩子食欲怎么样？大便如何？"

"平时吃得比较少，大便倒还正常，就是特臭。"

"孩子从什么时候开始肚子痛的，一直这么痛吗，中间有缓解吗？"

"今天早晨就开始了，刚才吐了，吐的都是昨天晚上吃的东西，吐完反而好点了。"

"昨天给他吃什么了？"

"饺子，他特爱吃，吃了好多。"

我又看看孩子的舌头，摸摸脉，对孩子妈妈说："我看这孩子多半是吃撑了。"

"吃撑了？"

"对，这孩子平时脾胃不太好，有积滞，所以一直吃不多。昨天遇见爱吃的东西，一下子吃太多了，胃肠负担太重，消化不良。食物就在胃内腐化，堵在那儿了，气机不通，所以孩子肚子痛，肚子胀，不让碰。"

"那怎么办呢？"

"我给他开点消食的药，回去大便拉出来，肚子空了，就不痛了。但这只是对症治疗的办法。孩子腹痛缓解了。再来诊治。从根上说，孩子肚子痛是因为积食，积食又是因为脾虚，最终还是要把脾调养好，以后才能少得病。"

脾阳虚的孩子经常腹痛

对于一般孩子来说，腹痛都是一种突然出现的病症，但有些孩子却时常会有腹痛发生，他们甚至都已经习惯了肚子痛，不当回事了。

朋友的孩子乐乐就经常喊肚子痛，家长要带他上医院，孩子又说不痛了。

朋友那天带乐乐来找我，不是因为腹痛，而是因为孩子上课注意力不集中。乐乐看起来很弱，精神不好，很疲倦的样子。

我问他："你平时有什么不舒服吗？"

"没有，就是有时候肚子痛。"

我摸了摸乐乐的肚子，也很胀，但乐乐并没有反对我碰他的肚子。

我按了按，问："这样痛吗？"

"不痛"乐乐说"现在不痛，痛的时候按着舒服。"

"哦，还有怎么能舒服啊？"

"喝热水。"

"你平时吃得多吗？"

"不多，不好好吃饭"朋友抢着说。

"还有什么不好啊？"

"有时候拉稀。"朋友说。

经检查，乐乐舌淡苔白，脉很缓，我对朋友说："乐乐是脾阳虚，就是阳气不足，所以寒气凝结在脏腑里，就会肚子痛。喝点热水，揉一揉，暂时温暖一点，可能就缓解了，但过不了多长时间还得犯，所以他老说肚子痛。"

"哦"朋友说"那他注意力不集中也与脾虚有关系吗？"

"有啊，他脾不好，吃饭就不好，营养跟不上，精神自然不济，注意力怎么会集中？"

"哟，那怎么办啊？"

"要好好调理，补补脾，把体内的阳气养一养。"

如果孩子经常腹痛，千万不要因为腹痛不剧烈，或者能够自行缓解就掉以轻心。这很可能是脾阳虚的表现，需要尽快调理，否则会影响孩子的身体发育，甚至智力发育。

脾胃不和，孩子不爱吃饭

孩子吃饭问题是家里的头等大事

在老百姓的心目中，有这样一种观念，那就是中医擅长治慢病，擅长调理。所以，临床上除了能遇到因为某种疾病就诊的患者，也经常遇到感觉孩子身体不好，但也不能算生病了，需要中医帮忙"调一调"的情况。

在需要调理的患儿中，"吃饭问题"占压倒性优势。儿童，尤其是学龄前儿童，似乎再没有什么比吃饭更重要的了。要想聪明、健壮、个子高，都必须以好好吃饭为根本，而厌食、偏食的孩子，不仅经常生病，身体和智力发育也会受到影响。

毫不夸张地说，孩子的吃饭问题就是家里的头等大事，为了孩子能好好吃饭，家长可是操碎了心。很多家长无奈之下，都会求助于中医。

与吃饭关系最密切的两个脏腑——脾和胃

大家都知道，负责消化的脏腑，是脾和胃。如果孩子不爱吃饭，家长也多少知道是孩子的脾胃出了问题。但细问一下，究竟脾胃在食物的消化吸收过程中起什么作用呢？脾和胃的作用又有什么区别呢？相信大部分家长就说不出个所以然。

其实，脾和胃虽然总是放到一起说，但它们的功能是既有区别又有联系的。

在消化功能的区分上，胃主纳腐，脾主运化，就是说胃收纳腐熟食物，脾将食物中的水谷精微输布到全身各处。可以简单地理解，胃的主要作用是消化，而脾是负责吸收的。脾胃在功能细分上虽然有所区别，但两者都是负责为人体获取营养的，所以密不可分。

另外，胃主降浊而脾主升清，就是说食物经过胃腐熟之后，通过胃气的通降，下行至小肠，由小肠负责泌别清浊，清者就交由脾，通过脾气的升发，输送到全身各处；浊者则下注大肠或膀胱，通过大小便排出。可以说，脾和胃的一升一降，完成了食物从消化到排泄的全过程。

胃和脾的特性也有所不同，甚至可以说是相反的。胃喜润恶燥，而脾喜燥恶湿。类似异性相吸的原理，脾为阴脏，所以喜燥恶湿；而胃为阳腑，所以喜润恶燥。脾胃相互协调，脾能够为胃受燥，胃也能够为脾受湿。脾可以输布津液滋养胃，胃又可以利用通降作用为脾除湿。

脾胃功能旺盛的孩子食欲佳、吃饭香、消化吸收功能良好，身体也长得结实，很少生病。

孩子厌食，往往是脾胃不和

王肯堂在其补订的《明医指掌》中说："脾不和，则食不化；胃不和，则不思食；脾胃不和则不思而且不化。"非常明确地指出了厌食、消化不良的病因和脏腑基础。在临床上，面对厌食的孩子，医生经常给出脾胃不和的诊断，甚至很多家长都把"脾胃不和"挂在嘴边。那脾胃不和是什么意思呢？是脾胃打架了吗？

不和就是不调和的意思，脾胃不和是指脾胃功能失常，两者之间失去相互协调。前面说了，胃喜润恶燥，而脾喜燥恶湿，脾能为胃受燥，胃也能为脾受湿，如果脾胃之间失去协调，那么脾就会受到湿的影响，而胃也会受到燥的危害，脾胃功能就会减弱，人的健康必然会受到影响。

一般来说，脾胃不和的孩子都比较瘦，脸色也不太好，但总的来说，症状还是比较轻的，除了不思饮食、饭后腹胀外，没什么特别的表现，精神看起来也还好。如果这时候家长能注意对孩子的脾胃多加养护，孩子很快就能恢复食欲，不会影响身体健康。但是，如果家长不当回事，脾胃不和进一步发展，就有可能造成脾胃虚弱，这时候病情就比较重了。

脾胃虚弱，孩子吃不下，身体弱，精神差

前面说了，发现孩子脾胃不和，家长应及时为孩子调养，很快就能恢复食欲，不会对孩子的身体健康造成很大影响。但如果任由孩子的脾胃功能不断下降，不仅会造成更严重的消化问题，孩子也会变得体弱多病。

脾胃虚弱的孩子，除了吃不下饭以外，消化也很成问题，大便中往往会夹杂着不消化的食物残渣。在临床上经常见到脾胃虚弱的孩子，有些并不是来看厌食的，而是其他疾病，但一问都有厌食现象。吃不好，身体差，爱得病。得了病，更吃不下，形成恶性循环。

脾胃虚弱的孩子，一般都给人没有精神的感觉，孩子不活泼，自诉乏力，也不爱说话，好不容易开口说话声音还特小。如果家长发现自己的孩子是这样的，一定要带他上医院，好好调养一下脾胃，千万别因为吃饭问题耽误了孩子的身体发育。

脾胃虚弱，容易积食

百病积为先，孩子的很多疾病都与积食有关

积食是指乳食停聚在中脘，积而不化，由气滞不行所形成的一种脾胃病。

《景岳全书·小儿则总论》指出："盖小儿这病，非外感风寒，则内伤饮食。"充分说明"积食"在小儿疾病中的地位。

临床上，孩子的很多病看似种类各异，但往深里探究，都与积食有关，比如咳嗽、发热、反复感冒、肺炎、咽炎、头痛、便秘、腹泻、盗汗、贫血、夜啼、荨麻疹等，都有可能是由积食引起的。

陈复正在《幼幼集成·哮喘证治》中说："因宿食而得者，必痰涎壅盛，喘息有声。"讲的就是小儿积食与咳嗽的关系。而《脉经》中有"小儿有宿食，尝暮发热，明日复止，此宿食热也"的说法，说明了积食也可以引起发热。

说了这么多，就是希望家长能明白，积食不是简单的吃多了，不是一件小事，要引起重视，如果对孩子积食不闻不问，可能造成严重后果。

脾胃虚弱的孩子常积食

孩子为什么会积食呢？因为脾胃虚弱。脾胃虚弱的孩子都厌食、不爱吃饭。为什么会厌食，是因为乳食内积，克化不动。

脾胃虚弱的孩子，基本都很瘦，看着弱不禁风，小脸黄黄的，特别没精神，什么都不爱吃，也懒得动，喜欢趴着睡觉，大便一般比较稀，夹着不消化的食物，舌苔白腻。

因为小儿脾常不足，所以特别需要精心养护，如果家长疏于照顾，喂养不当，很容易损伤小孩的脾胃功能。如果这时候还是不管不顾，就会导致脾胃虚弱。

孩子脾胃虚弱，多半是家长造成的

我经常对患儿的家长说："你没把孩子照顾好，他的脾胃功能太差了，所以体质才这么差。"

一般家长都会说："我把他捧在手心上，还说没好好照顾孩子。"

前几天就有一个患儿小涵，妈妈陪着进诊室，门口还有爷爷、奶奶和爸爸。我看这阵势，以为孩子一定是得了什么大病，或者疑难杂症。一问才知道，孩子来看病，就是因为经常咳嗽。

小涵走进诊室的时候，手里还握着蛋黄派。

经过一番望闻问切，断定孩子的咳嗽就是积食引起的，于是给孩子开了些消食导滞、宣肺化痰的药，然后嘱咐他妈妈："这孩子脾胃功能比较弱，你一定要好好照顾他。"

小涵妈妈说："我们一家子净围着他转，好吃好喝的供着他，怎么还脾胃虚弱呢？大夫，是不是得给他吃点什么补补？"

我说："看得出来，你们一家人都非常爱孩子，但爱孩子也得讲究个方式，不能溺爱。你看，他手里这零食，又多油又多糖，这么多油和糖在身体里，他那小脾胃哪受得了啊。"

小涵妈妈说"我也知道吃这些零食不好，但是没办法。"

"没办法就想办法，零食戒不了先少吃。"

"是，您说得对，那您说饮食上还有什么要注意的吗？"

"三餐要有规律，好好吃主食，多吃蔬菜，适当吃点杂粮。那些油炸食品、饼干、蛋糕，在中医看来都属于肥甘厚味，最伤脾胃，尽量少吃。"

很多家长都以为给孩子吃好的、穿好的，就是爱孩子，就是好好照顾孩子了。其实，这还远远不够。孩子不懂事，选择食物时只会凭着自己的喜好，而家长如果一味地纵容他，其实是害了他。

很多脾胃虚弱的孩子背后，都有一位甚至几位溺爱他的家长。这些家长要么任由孩子随意吃那些"垃圾"零食，要么以零食作为奖励，哄骗孩子。这样做的后果，不仅零食占了肚子，孩子吃不下正餐，不能很好地吸收营养，还会影响孩子的脾胃功能，使孩子更不愿意吃饭，形成恶性循环。

说到这，您可能会问，爱吃零食是孩子的天性，怎么办？零食也分很多种，尽量给孩子选择健康的零食，如水果、小坚果、酸奶都是很好的有营养的零食。

还是要注意，不是说水果、酸奶有营养，就能随便吃，"垃圾食品"就一口不能吃。凡事都有个度，水果、酸奶这类健康零食，在不影响正餐的情况下，可以尽量多吃点；而"垃圾食品"则要尽可能少吃。孩子不知节制，需要家长为他们把关，这才是真正对孩子好。

小胖墩和豆芽菜，都是脾胃虚弱

胖孩子和瘦孩子的家长，各有各的忧愁

经常听到家长抱怨："我家孩子太瘦了，怎么也喂不胖，可愁死人了。"这些家长往往还会羡慕家有小胖子的父母："你瞧人家孩子，圆乎乎的，多可爱，身体多结实"。

殊不知小胖墩的家长也是一肚子苦水："孩子胖，可是不结实，身体也不好，老生病。而且这胖也妨碍运动，长大了也不好看"。

我在临床上见到的小患者，瘦弱的是多一些，胖乎的也不少，除了少数是来减肥的，大部分也是因为发热、感冒来就诊的。

脾胃虚弱，胖孩子和瘦孩子都不健康

为什么现在孩子胖的胖，瘦的瘦，身材匀称、形体结实的却少呢？原因是多方面的，有外因也有内因，这内因多半是因为孩子脾胃虚弱。

瘦弱的孩子，就像"豆芽菜"，我们说这种孩子脾胃虚弱，比较容易理解。孩子脾胃功能不好，吃进去的食物不能很好地消化吸收，自然胖不了。不仅

如此，这种孩子脸色也不好，睡眠也不好，所以上课总是没精神，体育运动也不愿意参加。

如果这时候还不注意调养脾胃，进一步发展，就会出现营养不良，也就是中医说的"疳病"。这种孩子就瘦得非常明显，肚子却鼓鼓的，很胀，孩子的生长发育受到很大影响。

至于小胖墩，大家可能觉得这种孩子很能吃，为什么还是脾胃虚弱？光能吃不行，还得看看他吃进去能不能消化得了。

我邻居家有个小胖妞，叫贝贝，有一天在小区里碰见贝贝的姥姥带着贝贝，我就问她："贝贝今天怎么没上幼儿园啊？"

"又发热啦！"贝贝姥姥叹口气。

"哦，今天空气好，带出来晒晒太阳挺好的。"

"是啊，我也说是出来活动活动多好，可贝贝这孩子什么都好，就是不爱动。"贝贝姥姥跟我抱怨"您说她能吃能睡的，怎么还老生病啊？"

贝贝虽然胖乎乎的，但不结实，属于老百姓讲的虚胖。就问她姥姥："贝贝平时吃饭多吗？爱吃什么呀？"

"多，能吃，就爱吃肉，一个鸡腿一会儿就吃下去了。"

"那贝贝大便好吗？"

"还行，倒是天天拉，但特臭。"

"有听说孩子抱怨肚子痛，或者哪不舒服吗？"

"没听说肚子痛，倒是有时候说肚子胀，爱趴着。有时候还能见到孩子打嗝。"

"我看啊，这孩子是吃多了，不消化。很可能体内有积，所以才爱生病。"

"我还说贝贝胖乎乎的，应该挺健康的呢。"

"咱们老人啊，都喜欢胖孩子，觉得健康，其实，这是一个误区。孩子体质好不好和胖瘦可没关系。"

"可不是嘛，我就生怕给孩子饿瘦了，看她吃得多就开心。"

"贝贝还那么小，给她吃那么多，怎么消化得了？食物积滞在身体里，特别容易生内热，上火，这时候再着凉，可不就容易感冒发热。"

"还真是那么回事，我以后可得多注意孩子的饮食。"

顺着脾胃的脾气吃，孩子才能真正健康

了解了脾胃功能对孩子健康的重要性，那怎样才是对脾胃好呢？关键还是吃对。

吃得对就是吃好一日三餐。《黄帝内经》中有"五谷为养，五果为助，五畜为益，五菜为充"的说法，把主食、果蔬、肉蛋奶合理搭配好，不偏食不挑食，适当多吃蔬菜，这就是最顺着脾胃脾气的吃法。

平时，可以适当多给孩子吃点具有健脾消食作用的食物，如山药、山楂、大枣等，具体做法和功效，后面的章节还会专门介绍。

第二章

小儿吃喝有讲究，

食物健脾最相宜

饮食讲究"足、全、杂"，贵在有时有节

吃好是养脾胃的关键

孩子处于不断生长发育的过程中，对营养的需求非常旺盛，所以负责消化吸收的脾胃就担负起重要责任，发挥着巨大作用，可谓非常辛苦。小儿脾常不足，脾胃尚未发育完善，如果平时不注意对脾胃的养护，非常容易造成脾虚，影响营养的消化吸收，进而影响身体健康和生长发育。

怎样养护脾胃呢？对于大多数孩子，除了补充维生素 D，没必要额外补充维生素和微量元素，只要好好吃饭就够了。

没错！养护脾胃的秘诀就是好好吃饭。一日三餐的学问可大呢。先不说要色香味俱全，让孩子爱吃，单就如何根据孩子的年龄合理摄入营养，就大有文章可做。

为不同年龄的孩子搭建膳食宝塔

孩子怎样吃才合理，才能摄入最全面的营养，这对于每个年龄段的孩子来说是不一样的。家长要根据孩子的年龄不断调整食谱。要不断学习新知识，不能想当然，更不能一成不变。

母乳是 6 个月以内婴儿最理想的天然食品，是任何其他食物都无法代替的。孩子饿了就喂，想吃就吃。经常有家长问我，奶粉里加入了各种营养素，是不是比母乳更有营养。不是的！奶粉广告上都称最接近母乳，模拟天然母乳成分。奶粉是给喝不到母乳的孩子喝的，是替代品。

母乳的蛋白质分子比牛奶小，婴儿胃肠娇嫩，更容易吸收母乳，胃肠负

担小，营养好。另外，母乳中含有很多有活性的抗体成分，对孩子有保护作用，可以让孩子少生病。

0～6个月的孩子就喝奶

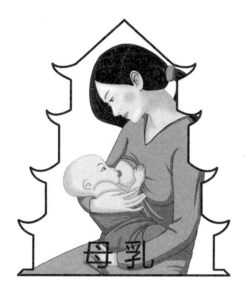

母乳是6个月以内婴儿最理想的天然食品

按需喂奶。每天一般喂奶6～8次以上

可在医生的指导下，使用少量营养补充品，如维生素D或鱼肝油

中国营养学会妇幼分会推荐的6个月以内婴儿膳食宝塔

可以说母乳千好万好，只有一点缺点，就是缺乏维生素D，维生素D可以帮助钙质沉积，对骨骼发育有好处。纯母乳喂养的孩子，应该在医生指导下补充维生素D或鱼肝油（维生素AD）。如果是奶粉喂养或混合喂养，因为奶粉中已经含有维生素D了，所以补充的量要相应减少。

母乳再好，最多也只能管6个月，6个月以后，就要逐渐加其他食物了。因为这个时候的孩子，食谱仍然以奶为主，所以其他食物称作辅食。

6 ~ 12 个月加好辅食

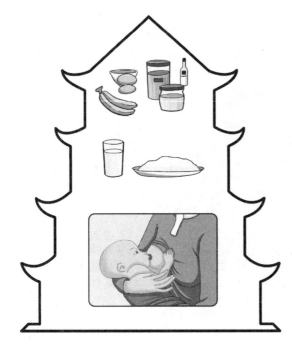

逐渐添加辅助食品，至12月龄时，可达到如下种类和数量：

谷类 40 ~ 110 克
蔬菜类和水果类各 25 ~ 50克
鸡蛋黄 1 个或鸡蛋 1 个
鱼、禽、畜肉 25 ~ 40 克
植物油 5 ~ 10 克

用婴儿配方食品补足母乳的不足（母乳、婴儿配方奶600 ~ 800 毫升）

继续母乳喂养

中国营养学会妇幼分会推荐的 6 ~ 12 个月膳食宝塔

辅食的添加需要注意以下问题。

第一，不存在母乳没有营养的说法，这时候的母乳，可能看起来淡一点，那是因为根据孩子的生长需要，母乳的成分随之发生了改变，原来需要更多脂肪，母乳看着就稠，现在需要更多蛋白质，母乳看着就稀。

第二，这个时候的孩子，主食依然是奶，千万不要本末倒置。在临床中经常遇到这样的病例，没到 1 岁的幼儿就消化不良，一问，加辅食后孩子不爱喝奶，又怕孩子营养不够，就喂了好多米糊、果蔬泥。这是不行的，这时候的孩子营养来源主要还得靠奶，对其他食物的消化吸收能力有限，如果给他辅食太多，超出脾胃负担的范围，导致积食，消化不良。

第三，4～6 个月，从母体中带来的铁也消耗殆尽了。母乳中铁含量也有限，所以这个时候要注意铁的食补。一是营养米糊，都是强化了铁的，这也是现在儿科医生都不主张家长给孩子自制米糊的原因，因为大米里面铁很少。二是要逐渐开始吃点肉，一定要红肉才能补铁，这也是孩子长大以后摄入铁的主要来源。

第四，6 个月对孩子来说是个坎。很多家长都有这样的体会，孩子 6 个月前身体好好的，没什么问题。一过了 6 个月，感冒、发热、出疹子，一波接一波。这是因为从母体内带来的保护性抗体耗尽了，孩子要靠自身免疫力来抗击细菌、病毒。这时候，更要注意孩子的饮食，细心观察孩子的粪便，发现一点积食的苗头就赶快调整，要不然一着凉受风，就会很容易感冒。

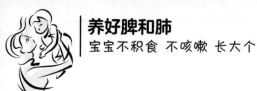
1～3 岁逐渐过渡到成人饮食

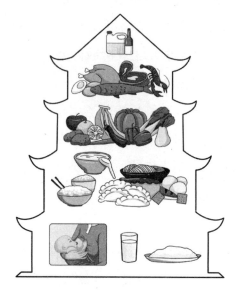

油 20～25g

蛋类、鱼虾肉、瘦畜禽肉等 100g

蔬菜类和水果类各 150～200g

谷类 100～150g

母乳和乳制品，继续母乳喂养，
可持续至 2 岁，或幼儿配方食品
80～100g

中国营养学会妇幼分会推荐的 1～3 岁膳食宝塔

孩子 1 岁以后，能吃的食物种类和成人没什么区别了，只不过孩子的牙还没长全，咀嚼功能有限。

这时候，家长做饭，要特别注意以下几点。

第一，少放盐。幼年的口味会伴随他一生，而且儿童期摄入过多的盐会增加其成年后患高血压病的风险。所以，给孩子吃的饭一定要非常淡，尤其是口重的家长，为了孩子也为了自己的健康，最好随着孩子一起改变一下自己的饮食习惯，吃得淡一些。有的家长可能会觉得不放盐没味，难吃，孩子不爱吃。那都是一厢情愿的想法。孩子的舌头没有经过各种调味料的刺激，味蕾非常敏感，能吃出食物本身的鲜甜味道。很多在大人看来毫无滋味的食物，孩子都能吃得有滋有味。

第二，食物要尽量软、碎、烂。家长千万不能图省事，觉得孩子既然什么都能吃了，就跟大人一起吃。孩子可以和大人吃一样的食材，但一定要单做。成人至少有 28 颗恒牙，儿童却只有 20 颗乳牙，想想他用乳牙咀嚼和你一样的食物，多么费劲。如果不把他的食物做得软、碎、烂，孩子要么吃不下，要么整个咽下去。这怎么消化得了，不是给脾胃找麻烦吗？孩子要是积食，百分之百都怪家长。要多注意孩子的大便，如果总有不消化的食物，饭菜就得做细致点。

3 岁开始与家人一同进餐，打下饮食习惯好基础

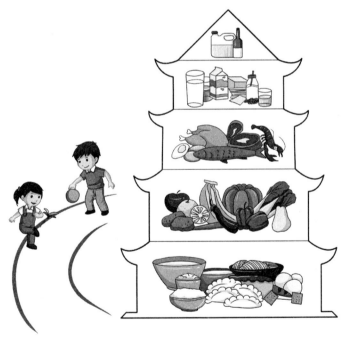

植物油 25 ～ 30 克

奶 类 及 奶 制 品 300 ～ 400 克
大豆类及其制品 25 克

鱼虾类 40 ～ 50 克
畜禽肉类 30 ～ 40 克
蛋类 60 克

蔬菜类 200 ～ 250 克
水果类 150 ～ 300 克

谷类 180 ～ 260 克
适量饮水

中国营养学会妇幼分会推荐的 3 岁以后幼儿的膳食宝塔

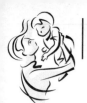
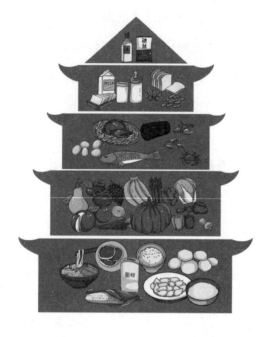

油 25 ~ 30 克
盐 6 克

奶类及奶制品 300 克
大豆类及坚果 30 ~ 50 克

畜禽肉类 50 ~ 75 克
鱼虾类 50 ~ 100 克
蛋类 25 ~ 50 克

蔬菜类 300 ~ 500 克
水果类 200 ~ 400 克

谷类薯类及杂豆
250 ~ 400 克

水 1200 毫升

中国居民（成人）平衡膳食宝塔

　　从 3 岁开始，孩子的饮食从形式到内容基本都与成人没有太大区别了。上图左边是学龄前儿童的膳食宝塔，右边是成人的膳食宝塔，比较一下，是不是非常相似。饮食的种类与结构完全一样，只不过，学龄前儿童进食的量要比成人少一些。随着孩子的成长，各种食材的摄入量也会逐渐接近成人。

　　3 岁以后，孩子的饮食要诀是"足、全、杂"，这不仅是儿童阶段的饮食要领，也是一生的饮食指南。

　　足，是指营养足够。不是多吃，更不能吃撑。家长总是希望看到孩子多吃，吃得越多越高兴。但别忘了，脾胃的能力是有限的，超出身体需要的食物，要么变成脂肪囤积起来，使孩子小小年纪就超重、肥胖；要么消化不了，积存在体内，使孩子生病。老话讲，"若要小儿安，三分饥和寒"是有道理的。孩子不能吃到十分饱，因为孩子往往不知饥饱，任由他吃，很可能就吃多了。

而且，从胃肠吃饱到大脑感受到饱，需要一段时间。往往吃到七分饱时停下来，过一会儿，大脑才会反应过来，其实已经完全吃饱了。一般来说，每餐控制在七八分饱就可以了，不仅对孩子如此，对成人也是如此。

全，是指营养全面。每天的饮食中，七大营养素——蛋白质、脂肪、碳水化合物、水、维生素、矿物质和膳食纤维应全面摄入，合理搭配，一个不能少。简单来说，就是主食、果蔬、肉蛋奶都要按照膳食宝塔的比例均衡摄入，哪一类也不要多吃，哪一类也不能少吃。

杂，是指食物多样。世界上每一种食物都有它存在的价值。没有绝对的有营养，也没有绝对的没营养。所有天然食物，都有它独特的营养结构，摄入食物的种类越多，营养越全面。

如果能做到以上这些要求，相信不仅孩子的身体素质好，长大后的饮食习惯也会很好，一生都会少受疾病的困扰。

乳贵有时，食贵有节

除了6个月以内的婴儿可以随时吃奶，没有限制外，从孩子开始吃固体食物开始，就要逐渐养成固定的进餐时间。孩子3岁以后，就一定要养成三餐定时、规律饮食的习惯。

另外，家长要为孩子的饮食把关，做到"有节"。首先，不能吃得太饱。其次，食材的选择要有原则，天然的、应季的、营养丰富的食物应该多吃；而油炸食品、垃圾零食应该尽量少吃。在此基础上，可以适当多吃一些健脾消食的食材，如山药、大枣、山楂等，这些既是普通的食材，也是常见的中药材，加入孩子的日常饮食中，还是有很好的保健防病效果的。最后，千万不要让孩子养成偏食的习惯，《景岳全书》中说"小儿饮食有任意偏爱者，无不致病，所谓爽口味多终作疾"，意思是说偏食最终都会导致疾病发生。在这一点上，家长自己首先要以身作则，自己都偏食，怎么能要求孩子呢？

千万不要在饭桌上训斥孩子

中医说"思伤脾"，情绪对脾胃功能的影响很大。进餐氛围和谐愉快，孩子的胃口也会好些，吃得也多些，消化得也好些。如果在进餐时训斥孩子，会严重影响孩子的食欲，伤害孩子的脾胃，造成厌食、积食等一系列不良后果。

还要提醒各位家长，孩子不是生下来就会自己吃饭的，需要有个"学"的过程，孩子可能会把饭菜弄得到处都是，有一些孩子学会用勺或筷子会比同龄孩子晚一些，家长千万不要着急，更不能因此而打骂孩子，一定要有耐心，多鼓励、引导孩子，毕竟没有一个人学不会自己吃饭，只是时间问题。

健脾固肾，常吃山药身体壮

保命强身的山药粉

山药是著名的药食两用之物。《神农本草经》将山药列为上品，称其"味甘性平，主伤中，补虚羸，除寒热邪气，补中，益气力，长肌肉，久服耳目聪明，轻身，不饥，延年"，给予了很高评价。

山药自古以来就是强身保健的明星食材，关于它，流传着很多传说。其中有一个故事，可以讲给自己的孩子听，不但十分有意思，还有一定的教育意义。

相传，在一个小村子里，有一个居心歹毒的儿媳妇，他不想赡养年迈的婆婆，总是盼着老太太早点归天。这个坏儿媳每天也不伺候婆婆，饭都不愿意做，每天只给婆婆喝一碗稀粥。老太太的儿子对媳妇的所作所为也是不闻不问，任其行事。一段时间以后，婆婆身体越来越差，浑身无力，卧床不起。

这件事情让村里的一个老中医知道了，他非常同情这位可怜的老人，也想教育这对不孝的儿子与儿媳。他将计就计想出了一个主意，让村里人传出去说自己有一种慢性毒药，能不知不觉就把人毒死。

果然，这个消息传到那对夫妇的耳朵里，他们就上门向老中医讨要。老中医对他们说，我这里有一种药粉，你们回去把这个掺在老太太的粥里，保管她吃了活不到百日。

小两口回去以后就照这个方法做了，儿媳妇把药粉掺在粥里，天天给她婆婆吃。让他们没想到的是，10 天之后，老太太能够起床活动了，3 个月以后老人身体养得白白胖胖。

老太太身体好了，在村里逢人就夸这儿子媳妇对她好。这对夫妇此时方知老中医的良苦用心，想起以前所作所为，真是羞愧难当。

老中医因势利导，教育他们要好好做人，并告诉他们，那个药粉就是山药晒干后磨成的粉。经过这番调教，两人变成了一对孝顺的夫妻。这一味"山药"不仅保住了老太太的命，也"救"了一家三口。

山药吃法有讲究

一般中药店买的药材是干制的山药饮片，而鲜山药在日常餐桌中也非常常见。山药既可以用来炒菜，也可以制成糕点，可脆可糯，甜咸皆宜。

经常给孩子吃点山药，不但味道好，而且健脾补肺的功效也非常显著，还有增强免疫功能、促进胃肠运动的作用。

枸杞木耳炒山药

材料：山药 1 根（约 500 克），水发木耳 50 克，枸杞子 10 克。

调料：葱、姜各 5 克，植物油、盐、鸡精、黄酒各适量。

做法：

① 山药洗净、去皮、切片，放入水中防止氧化；木耳、枸杞子洗净；姜洗净，切丝；葱洗净，切末。

② 锅中放油，放入姜丝爆香后，先放入山药翻炒 2～3 分钟，再放入木耳、枸杞子，加入黄酒，翻炒 2 分钟。

③ 放入葱末，调入盐和鸡精，翻炒均匀即可。

功效：枸杞子滋补肝肾、益精明目；木耳润肺养阴、补血养血；再搭配能够健脾固肾的山药，使这道菜具有益气养阴、健脾养血的功效，特别适合体质弱、贫血的孩子日常食用。

山药海带猪骨汤

材料：山药 50 克，海带 50 克，猪棒骨 300 克。

调料：醋、盐各适量。

做法：

① 海带泡发，切片；山药洗净、去皮、切块，放入水中防止氧化；猪棒骨洗净，剁块，氽水，去浮沫。

② 将山药、猪棒骨一起放入砂锅中，加适量清水，大火烧开后转小火煲 1 小时。

③ 放入海带，滴入醋，继续小火煲 40 分钟，加入盐调味即可。

功效：海带中含有丰富的碘，是合成甲状腺激素的重要原料，对儿童生长发育，尤其是智力发育有重要作用；猪骨炖汤不仅滋味醇厚，而且有一定壮骨作用；搭配有益脾胃的山药，使这款汤具有强健骨骼、促进生长的作用，特别适合消瘦、食欲不佳的孩子食用。

蓝莓山药

材料：山药半根（约200克），蓝莓50克。

调料：蓝莓酱适量。

做法：

① 山药洗净、去皮，切长条；蓝莓洗净。

② 山药上锅蒸10～15分钟，至熟透。

③ 取出，码盘，淋上蓝莓酱，周围以蓝莓装饰。

功效：蓝莓不仅味道好，还含有丰富的维生素C、花青素，对孩子的视力和免疫力都有好处；这道菜酸甜可口，让小朋友胃口大开，就算再不爱吃饭的孩子也会忍不住多吃几口。

山药食用注意事项

鲜山药属于根茎类蔬菜，含淀粉较多，挑选时，要用手掂一掂重量，大小相同的山药，较重的更好。同时，要注意观察山药的表面，不要有明显的斑痕（烂斑、伤斑、虫斑），有些山药表面覆盖着较多的土，更要仔细观察。要着重看一看山药的断面，肉质应呈雪白色，这说明是新鲜的，若呈黄色似铁锈，甚至有黑点，切勿购买。

还有一个关于山药口感的小窍门，如果喜欢比较面的口感，或者用来做甜点，一定要选须毛多的山药，须毛越多的山药所含的山药多糖越多，口感越面。如果是炒菜用，喜欢吃脆生生的山药，那么选择表面比较光滑的山药更合适。

干山药大家一定要去正规中药店购买，品质比较好。在市场上，经常能遇到用木薯冒充山药的情况，可以简单区分一下。山药片中间没有心线，而木薯片中间有心线，有时心线掉了，会留下一个小洞。如"山药片"中间有小洞，一定是木薯片。山药的皮很薄，切片前都会被削干净；而木薯皮要厚得多，经常会有残留的皮，凡有皮者，必是假山药。山药干片用手摸时，感觉比较细腻，会有较多的淀粉粘在手上；而木薯纤维比山药粗，手摸感觉比较粗糙，留在手上的淀粉也比较少。另外，山药容易煮烂，而木薯很难煮烂。

山药虽然没有什么特别的饮食禁忌，但要注意，孩子体内有实邪的时候，是不宜吃山药的。

山药对症食疗方

白术山药粥

材料：干山药、白术各30克，粳米适量。

调料：冰糖适量。

做法：

① 干山药、白术研成细末，粳米洗净。

② 锅中放入粳米，加适量清水烧开，转小火煮至粥将成，放入山药、白术末，再煮10分钟即可。

③ 食用时可加适量冰糖调味。

功效：健脾补虚，适用于脾胃虚弱、不思饮食的小儿。

山药散

材料：干山药30克，米汤适量。

做法：干山药炒成黄色，研为细末，用米汤送服。

功效：补脾益气、涩肠止泻，适用于小儿腹泻。

山楂来开胃，孩子吃饭香

让贵妃胃口大开的小红果

说起山楂，很多孩子都会不自觉地咽口水。我们小时候，最喜欢吃的零食要数糖葫芦了。酸酸的山楂上裹着甜甜的糖壳，一口咬下去，酸中带甜，甜中有酸。还有很多山楂制成的零食，像京糕、炒红果，家长都喜欢买点给孩子吃，因为能够开胃消食。这不仅是老百姓的印象，大药学家李时珍也肯定了这一点，他认为山楂"化饮食，消肉积癥瘕""凡脾弱食物不化，胸腹酸刺胀闷者，于每食后嚼二三枚，绝佳"。山楂不仅是老百姓常用的消食化积之物，还治好了贵妃娘娘的消化不良。

相传，在唐代天宝年间，唐玄宗李隆基的宠妃杨玉环患了消化不良，出现脘胀、食欲缺乏、腹泻等症状。唐玄宗见爱妃整体愁眉不展，不思饮食，着急坏了，赶紧让御医给她诊治。没想到，御医用了无数名贵的药材，杨贵妃这病，不但没好，反而加重了。

于是，唐玄宗张皇榜寻访天下名医为贵妃治病。有位道士把皇榜揭去，说他能治好贵妃的病。道士入宫诊视，察贵妃脉象沉迟而滑，舌上布满厚腻苔，心中有数，马上写下一个非常简单的处方：棠棣子十枚，红糖半两，熬汁饮服，日三次。

开完药，道士就走了，也不等着领赏。唐玄宗虽然将信将疑，但眼见宫里的御医都束手无策，也只好命人按照道士的方子抓药。谁知用药不到半个月，皇妃的病真的好了。

方中的棠棣子，至宋代《本草图经》确认是山楂的别名。据说杨贵妃为了讨皇上欢心，经常食用一道叫作"阿胶羹"的药膳，以使肌肤细嫩光滑，但阿胶药性滋补，久食则腻胃，就会出现腹胀、食欲缺乏之类的症状。道士正是断出了杨贵妃的病根，才给她开这道"山楂糖水"来化食治病。在此之后，杨贵妃再服食阿胶羹的时候，也会同食山楂，果然再也没有犯过消化不良的毛病了。

山楂吃法有讲究

鲜山楂是一种很好的水果，维生素 C 的含量比柑橘还要高。可以在饭后半小时吃上几个，但千万别吃多了，因为山楂中的有机酸含量很高，吃多了胃会难受。除了直接吃，山楂还适合做成各类点心，如山楂糕、山楂饼都深受小朋友喜欢。另外，炖肉时放点山楂，不仅肉容易炖烂，味道也十分鲜美。如果鲜山楂一次买多了，可以切片晒干保存，随时取一点泡水喝。

山楂果茶

材料：山楂 500 克。

调料：白糖适量。

做法：

① 山楂洗净，去核。

② 锅中加入适量清水，放入山楂，大火煮开后，小火煮至山楂软烂。

③ 盛出山楂，晾凉，倒入果汁机中打碎，放入冰箱冷藏。

④ 饮用时加适量白糖即可。

功效：将山楂煮熟能破坏一部分有机酸，使山楂的性质更温和一些。夏天小朋友容易胃口不好，可以适当给他喝这款果茶。或者过年过节时，饭菜比较油腻，搭配这款果茶作为饮料更好。

山楂粥

材料：山楂 100 克，粳米 100 克，大枣 10 枚，葡萄干 20 粒。

调料：冰糖适量。

做法：

① 山楂、大枣洗净，去核，粳米、葡萄干洗净。

② 锅中加入适量清水，放入粳米、山楂、大枣，一同煮至米烂粥稠，再加入葡萄干、冰糖，煮至冰糖化开即可。

功效：这款粥冷热皆宜。冬天可以趁热喝，夏天可以放凉再喝，口感都很好。大枣有补脾和胃、养血安神的作用；葡萄干含有丰富的葡萄糖，有补气血、益肝肾的作用；搭配开胃消食的山楂，能提高孩子食欲，使营养吸收更好，特别适合食欲不佳、体质比较虚弱的孩子经常食用。

山楂食用注意事项

每年 8 ～ 10 月份，是山楂成熟的季节，农贸市场里常有成堆的山楂，不妨买一些回家。

挑选山楂时，要仔细查看表面有没有裂口、虫眼，这样的山楂不要选。新鲜的山楂，颜色比较红亮，如果呈深红色，那应该是采摘时间比较长了。山楂果肉质地紧实，所以捏起来感觉比较硬，如果捏起来很软，最好不要挑选，因为可能熟过了，买回家放不住。可以抓几个山楂在手里掂一下，还是有点坠手的比较好。至于山楂的大小，还是挑选个头大些的，因为里面的果肉多些。

如果购买干山楂片，挑选时要注意山楂片的形状，切片薄而大的质量好，厚而僵小的质量差。一般来说，皮色红艳、肉色嫩黄的好；皮色红褐、肉色萎黄的放置时间较长。但现在市场上有些不法商贩，会用硫黄熏蒸，使干山楂片看起来颜色亮丽，如果发现山楂片的颜色红艳得不自然，可以拿起来闻一闻，有没有硫黄刺鼻的酸味。最后用手抓一把山楂片，捏紧，然后松开手，山楂片立即散开，说明比较干燥；如果仍蜷缩在一起，展开缓慢或展不开，说明比较潮湿，这样的不要选。

山楂对症食疗方

麦芽山楂饮

材料：焦山楂6克，炒麦芽10克。

调料：红糖10克。

做法：

① 将焦山楂、炒麦芽放入锅中，加适量清水煎煮30分钟。

② 取汁，加入红糖，分2次饮用。

功效：健脾开胃、消食化滞，适用于小儿厌食。

山楂陈皮粥

材料：山楂20克，陈皮3克，粳米50克。

做法：

① 将山楂、陈皮放入锅中，加适量清水煎煮30分钟，取汁。

② 用煎取的汁与粳米一同煮粥。

功效：健脾燥湿、消脂减肥，适用于脾虚湿困型小儿肥胖。

山楂枣金汤

材料：山楂12克，鸡内金6克，大枣8枚。

调料：白糖适量。

做法：

① 山楂、大枣洗净，去核。

② 山楂沥干水分，放入锅中炒至表面颜色变深。

③ 将山楂、大枣、鸡内金一同放入锅中，加清水2碗，中火煎煮30分钟。

④ 饮用时加适量白糖调味。

每天2次，连服3天。

功效：补中健胃、消食化滞，适用于小儿食积不化、偏食消瘦。

补脾补血，一日三枣气色好

水果中的"宝石"

说大枣是水果中的"宝石"，一点也不夸张。它颜色通红，远远看去，就像是一颗硕大的红宝石。而且，大枣味道甜美，营养价值也非常高。新鲜的大枣维生素C含量远远超过其他水果，而干制的大枣含有丰富的糖分、蛋白质和微量元素，《名医别录》称其"补中益气，坚智强力，久服不饥"。

相传，大枣是大禹的女儿璪培育的。在上古时代，大禹为了治水，常年奔波在外，而禹的女儿在13岁那年，决定追随父亲，一同为天下苍生造福。

于是，璪沿着禹疏通了的河道寻找父亲。有一天夜里，璪走到了沧州一带。因为天黑看不清路，摔倒在河堤上。璪伸手使劲插入河堤的泥土中，才没有掉下河去。当她把手抽出来时，发现一束亮光从小洞里射了出来。原来河堤里埋了许多宝石。

这些宝石原本都是龙王的，因为遭到白玉凤星的嫉恨，他的大海被填平了。龙王逃走了，却没有带走那些珠宝，就埋在土里。

璪顺手抓了一块红颜色的宝石，宝石发出了耀眼的光。土地神见璪拿到了宝石，就对璪说，这宝石只能夜晚玩，白天必须埋在泥土里，如果被白玉凤星知道，一定会有麻烦。

土地神走后，璪借着宝石的光，爬上了河堤，在一块草地上躺了下来。这时她又累又饿，情不自禁地把宝石放到了嘴里。谁知这宝石在嘴里发出一股清香，还流出了甜丝丝的汁液。璪咽了几口，立刻就不觉得饿了。

璪遵照土地神的嘱托，用土埋好了洞口，将她喜爱的那颗红色宝石埋在了河堤上，做了记号，找父亲去了。

后来璪找到了父亲，带他来到埋宝石的地方，发现那里有一棵大树，树上挂满了果实，果实晶莹透亮，红红的，和宝石一模一样。原来那棵大树就是璪埋下的宝石长成的。

父女二人吃了几颗树上的果子，立刻不渴、不饿、不累了，大禹非常高兴，说这些果子正好可以分给饥民吃。

他们赶忙把树上的果子摘下来，分给饥民，可饥民太多了，一棵树上的果子不够吃。于是璪就留下来，帮饥民们种这种树。

后来，这些树帮饥民们渡过了难关，人们为了纪念璪，创造了一个"枣"字为这种树命名，并把璪尊为枣祖。

大枣吃法有讲究

鲜枣可以当做水果直接吃，脆甜脆甜的，非常好吃，需要注意的是，吃几颗就行了，吃多了不好消化，家长一定要控制好量。干大枣适合做各种汤、粥、甜品，简直是百搭食材。

黑木耳大枣瘦肉汤

材料：大枣 10 枚，黑木耳 15 克，猪瘦肉 150 克。

调料：盐适量。

做法：

① 黑木耳泡发，去根，洗净，撕成小朵；大枣去核、洗净；猪瘦肉洗净，切块，氽水，去浮沫。

② 锅中加适量清水烧开，加入猪瘦肉和大枣、黑木耳，大火煮开后转小火煲 90 分钟，加盐调味即可。

功效：益气和中，补血健脾。这款汤中的三种食材都含有丰富的铁，都是补血的佳品。食用的时候，不要只喝汤，汤中的食材也要一起吃掉。经常食用，对预防小儿缺铁性贫血有很好的作用。

大枣枸杞蒸鸡蛋

材料：大枣 10 枚，枸杞子 10 克，鸡蛋 3 枚。

调料：酱油、味精、香油各适量。

做法：

① 大枣洗净，去核，切碎；枸杞子洗净。

② 鸡蛋磕入碗中，打碎，加入大枣和枸杞子、味精、香油及适量清水，搅拌均匀。

③ 中火蒸熟，淋上酱油即可。

功效：滋肾健脾，养血助阳。这道菜特别适合体质较弱的孩子补充营养、增强体质、预防贫血。

大枣粥

材料：大枣 10 枚，粳米 100 克。

调料：白糖适量。

做法：

① 大枣洗净，去核，切碎；粳米洗净。

② 粳米与大枣一同煮粥，食用时加白糖调味。

功效：健脾，补中益气。这款粥做法非常简单，味道也甘甜可口，不但适合日常食用，在孩子患病，消化功能减弱时，也可服食这款粥补养身体。

大枣食用注意事项

好的鲜枣，应该皮色紫红，颗粒饱满且有光泽，说明成熟度和新鲜度都较高，如皮色青绿又没有光泽，则说明比较生，还没有完全成熟。如果鲜枣的表皮有锈纹、斑点，则说明存放时间较长，不宜选购。另外，一定要注意，不要选表皮过湿或有烂斑的枣，这种枣很可能浇过水，容易烂，不能久存。

还有一些枣是捂红的，这种枣与自然成熟的鲜枣的枣红色不同，自然成熟的枣红中有光，而捂红的枣缺少光泽，发暗，并带褐色。捂红的枣口感不如自然成熟的枣那样甜脆。

优质的干大枣表面暗红色，略带光泽，有不规则皱纹，基部凹陷，有短果柄，肉质柔软，有弹性，有自然的甜香味，没有虫蛀。大枣的果核应该呈纺锤形，两端锐尖，质地坚硬。

大枣性质偏温，不能多吃，尤其是体内有湿热的孩子，吃多了会出现口渴、腹胀等不良反应。

大枣对症食疗方

小麦大枣粥

材料：大枣 6 枚，小麦 50 克，粳米 60 克。

做法：

① 小麦、粳米洗净；大枣洗净，去核。

② 将小麦放入砂锅中，加水煮烂，取汁，再加入大枣、粳米一同煮粥。每天中午、下午空腹时各饮用 1 次。

功效：养心安神、补脾益胃，适用于小儿体虚多汗。

参术大枣粥

材料：大枣 5 枚，白术、党参各 10 克。

做法：大枣、白术、党参一同煎煮 30 分钟。

用法：每日早晚各饮用 1 次。

功效：补中益气，适用于脾胃虚弱、倦怠乏力、食少便溏的孩子。

吃点莲子，胃口好，睡得香

寄托了母爱的莲子汤

莲子是莲的果实，要说这莲，一身是宝，它的花、叶、根都具有食用和药用价值。莲子口感甜糯，非常可口，《神农本草经》将其奉为上品，称其可以"补中，养神益气力"，但莲子里面还藏着一根细细的绿心，那可是苦得不得了，却是去火的良药——莲子心。

说起莲子，想起一个典故。

南宋著名大思想家、大教育家朱熹在少年时父亲就去世了，他与母亲便投靠五夫里的刘子羽。五夫里依山傍水，以盛产建莲而闻名，每日，少年朱熹便对着万亩莲田，诵读诗书。

有一天，烈日当空，酷热难当，朱熹像往常一样在莲田念书，他的母亲端着一碗莲子汤，大老远给他送了过来。朱熹接过莲子汤，又将它端到母亲面前，说："母亲，您每日操劳，还是您先喝吧！"

看到孩子这样聪明懂事，母亲非常欣慰，她对朱熹说："孩儿，莲乃花中之君子，它浑身都是宝，做人也该如此，要做一个有用的人。"

朱熹听了，接过了母亲手上这碗蕴涵着做人哲理的莲子汤，细细地品味这番意味深长的话语，沉思良久，体会到母亲的"怜子"之心。

从此，朱熹更加发愤读书，19 岁便荣登进士。

莲子吃法有讲究

平时吃的莲子一般都为干品，是煮粥、做甜点的好食材。如果有机会买到新鲜的莲蓬，可以尝一尝鲜莲子，口感脆嫩，十分好吃。

平时经常给孩子做一些加入莲子的菜肴，对调整孩子的食欲、睡眠都有好处。

莲子煲猪肚

材料：莲子（去心）50克，猪肚300克。

调料：葱、姜、盐、味精、料酒、植物油各适量。

做法：

① 莲子用清水浸泡2小时，洗净；猪肚洗净；葱洗净，切段；姜洗净，切片。

② 将猪肚煮熟，切片。

③ 锅中放油，下葱、姜、猪肚，翻炒片刻，加入料酒、莲子、适量清水，煲30分钟，加盐、味精调味即可。

功效：猪肚和莲子都具有健脾养胃的功效，特别适合孩子日常食用，对脾胃具有很好的保养作用。

莲子粉粥

材料：莲子（去心）20克，粳米100克。

调料：白糖适量。

做法：莲子用食品加工机打成粉，与粳米一同煮粥，加白糖调味即可。

功效：具有益气、健脾、安神的功效，一次可多打一些莲子粉备用。晚饭时给孩子煮一碗莲子粉粥，简单方便；孩子生病时也可以喝这种粥，以养神补身，有利于疾病恢复。

大枣莲子汤

材料：大枣、莲子（去心）各100克。

调料：冰糖适量。

做法：

① 大枣洗净，去核；莲子洗净。

② 锅中加适量清水，放入大枣、莲子，煮熟烂后，加冰糖调味。

功效：健脾补血，养心安神。这款汤特别适合作为考生"补品"，对于学业负担重、学习压力大的孩子，这款汤可以很好地补充用脑过度消耗的精神与体力。

莲子食用注意事项

平时食用的一般都是干莲子，优质的干莲子应该颗粒饱满，没有虫蛀。不要选购特别白，而且颜色特别均匀的莲子，这种莲子很有可能经过漂白处理。真正天然的、上好的莲子，不会通体颜色统一，应该是白色中带点黄色。挑选莲子时，可以抓一把在手中闻一闻，品质好的莲子具有本身带有的淡香味，而漂白过的莲子会带有一些刺鼻的气味。好的莲子应该非常干燥，容易储存。购买的时候，可以抓一把起来，如果听到很清脆的响声，就说明是非常干燥的莲子。

莲子有收涩作用，所以大便干燥的孩子不宜食用。

莲子对症食疗方

莲子白术芡实汤

材料：莲子、白术、芡实各 15 克，猪瘦肉 50 克。

调料：生姜 2 片，盐、味精各适量。

做法：

① 莲子、芡实洗净，用清水浸泡 2 小时；白术洗净；猪瘦肉洗净，切块，氽水，去浮沫。

② 将莲子、芡实、白术、生姜与猪瘦肉一起放入锅中，加适量清水，大火煮沸后转小火煲 2 小时，加盐、味精调味即可。

功效：养心安神、补脾益气，适用于脾虚造成的小儿夜啼。

莲子粥

材料：莲子30克，茯苓20克，海松子10克，粳米50克。

调料：白糖适量。

做法：将莲子、茯苓研成细末，与粳米一同煮粥，将熟时下海松子，煮至米烂粥稠，加白糖调味即可。

功效：健脾固肾，适用于小儿遗尿。

第三章

药食同源，
白色食物最宜养肺

肺以通为补，以润为养

补肺就是要帮它保证气机运行通畅

说起"补"，在人们的传统印象中，应该是吃一些非常有营养的滋补食物，比如人参、鹿茸之类，似乎不这样就不叫"补"。但实际上，不同脏腑的功能特性不同，补的方式也各异，不能一味追求"大补"。

前面说过，肺主气，肺的主要功能就是主气主宣降，所以补肺就是要帮助肺维护好它的功能，保持气机运行通畅。如果吃多了传统意义上的滋补食物，如羊肉、龙眼等，不但不利于肺的健康，还会因为这些食材滋腻，阻碍气机的运行，使肺功能更差。

什么样的食物适合肺呢？一些具有宣肺通络功能的食物就很合适。这些食物一般性质平和，对肺脏有温和的保养作用。

性质平和的食物更适合肺

前面讲过，肺为娇脏，而小儿的肺尤其娇嫩，凡大寒大热的食物都会伤到肺脏。肺喜润恶燥，如果给孩子吃大热的食物，就容易使滋润肺的阴液不足，从而灼伤肺脏。一旦肺缺少滋润，就很容易感染外邪而生病。

大寒的食物能损伤肺气，大家可能都有过这样的经验，夏天天气炎热，孩子往往贪凉，经常会吃很多冷饮、冰镇西瓜之类，这时候，如果突然降温，或者夜里着凉，那么，孩子非常容易感冒、发热。这就是因为寒凉的食物使体内形成了"内寒"，损伤肺气，导致肺卫不固，遇到天气变化，"内寒"勾结"外寒"，寒邪一下子就冲破了肺脏薄弱的防守，使孩子生病。

所以，对于肺脏这位"娇小姐"，一定要温和对待，日常饮食应讲究平和，以平性及偏凉、偏温的食物为主。如莲藕、银耳、百合、猪肺、海蜇、荸荠等，这些食物可以宣肺化痰、疏通经络，非常有利于肺脏的保健。

养肺要润，白色食物最润肺

在中医学中，有五色入五脏的说法，不同颜色的食物，对不同的脏腑有特殊的保养作用。其中，红色补心，绿色养肝，黄色益脾，白色润肺，黑色补肾。与肺相对应的是白色食物，比如莲藕、冬瓜、银耳、百合、雪梨一类，这些食物也多是平性偏凉的食物，有很好的滋阴润燥作用。

白色食物，顾名思义，就是表面是白色的食物，或者有些食物虽然表面是其他颜色的，但剥开外皮，食用部分是白色的。白色食物偏重于行气，所以，非常有益于肺脏。下面介绍几种常见的白色食物，在孩子的食谱中可以经常使用。

莲藕。莲藕是秋季的应季食材，非常适合润秋燥。莲藕含有丰富的蛋白质和膳食纤维，不仅有润肺清热的作用，对胃肠功能也有很好的促进作用。但是生莲藕性寒，不能多吃，给孩子吃可以焯一下再凉拌，或者炒着吃，做成莲藕汤也是很好的选择。

冬瓜。冬瓜含有丰富的维生素和矿物质，最适合在冬季润肺养肺，增强呼吸系统抵抗力。与莲藕一样，生冬瓜也是寒性食物。煮熟的冬瓜，寒性已经大为减弱，日常食用没有问题。但是，脾胃虚弱、容易腹泻的孩子不宜常吃冬瓜。冬日里，一碗热腾腾的冬瓜丸子汤，一定很受孩子欢迎。

菜花。菜花属于十字花科蔬菜，是抗癌明星。它的类黄酮含量非常高，对于孩子来说，可以帮他们预防感冒。菜花中的蛋白质、膳食纤维也很丰富，而且这些营养素非常容易消化吸收。菜花性质偏凉，可以炒着吃，或者焯熟后凉拌，一般孩子适合吃。

还有一些养肺食物，如银耳、百合、薏苡仁，后文会详细介绍。

过食伤肺，平衡膳食

饮食有节，不偏食，不挑食，不暴饮暴食，不仅是养脾胃的要求，也是养肺的需要。要使体内阴阳调和，五脏六腑健康，就要按照前面介绍的不同年龄的膳食宝塔来搭配一天的饮食，做到平衡膳食。

养肺要保持大便通畅

中医认为肺与大肠相表里，若大肠传导功能正常，则肺气就能正常宣降；若大肠功能失常，大便秘结，则肺气壅闭，气逆不降，容易产生咳嗽、气喘、胸闷等病症。所以说，保持大便通畅是养肺的一个秘诀，能够帮助保持肺气宣通。

为保持大便通畅，要注意饮食，多吃富含膳食纤维的蔬菜、水果，少吃辛辣刺激食物，多喝水，尤其是出汗后，要及时补充水分。还要鼓励孩子多参加户外活动，很多时候，运动的通便效果比吃药要好。

补肺又补脾，薏苡仁去除体内湿气

治好"脚气病"的"明珠"

薏苡仁，又叫薏米，《本草纲目》中说其能"健脾益胃，补肺清热，祛风燥湿"。平时我们煮粥时很喜欢放点薏苡仁，因为薏苡仁除了能够健脾补肺，还具有一定的排毒功效。说起薏苡仁能够"排毒"，还有一个传说。

相传东汉时期，广西桂林流行"瘴气"，患病的人手足麻木、下肢浮肿，进而发展到全身肿胀，故中医称这种病为"脚气病"。

那时候，伏波将军马援奉汉光武帝刘秀之命率兵远征广西，平息南疆之乱，军中的士兵很多人患上了"脚气病"。因为士兵患病后失去了战斗力，仗就打不了了。马援只好下令安营扎寨，请随军郎中诊治。可随军的郎中是北方人，从没见过这种病，根本不会医治。

眼看患病将士日益增多，马援便下令张贴告示：只要有人献方能治这种病，悬赏白银五百两。告示贴在大营门外，等了几天，终于有一个乞丐将它揭了下来。

于是士兵将乞丐带到大营内，马援问他有什么办法。乞丐从讨饭罐里抓出一把像珠子一样的东西，说这叫"慧珠子"，也叫"薏苡仁"，这边田里都有种植，用一把煎汤，喝完后就会痊愈。

马援半信半疑，让士兵采集一些来试一试。没想到乞丐献的方子，果真灵验，患病的士兵服了薏苡仁汤后很快康复了。

薏苡仁吃法有讲究

薏苡仁是一种对脾、肺两脏都非常有益的食材，而且性质温和，微寒不伤胃，益脾而不滋腻，非常适合儿童保健食用。

一般是将薏苡仁当做杂粮食用的，熬粥的时候用得最多，也可以炖汤，或做成豆浆、糖水等。对于儿童来说，夏天喝一些薏苡仁粥，有非常好的健脾润肺效果，还能帮助排出孩子体内的"湿毒"。

山药薏苡仁鸭肫汤

材料：山药半根（约250克），薏苡仁30克，鲜鸭肫3个。

调料：盐适量。

做法：

①薏苡仁洗净，用清水浸泡 1 小时；山药洗净、去皮、切片，放入水中防止氧化；鸭肫洗净，切块，汆水，去浮沫。

②锅中加入适量清水，烧开，放入鸭肫、山药、薏苡仁，小火煲 1 小时，加入食盐调味。

功效：这是一款特别适合夏季饮用的汤品，具有健脾益肺、清热化湿的功效。

猪肺薏苡仁粥

材料：薏苡仁 100 克，粳米 50 克，猪肺 1 具。

调料：盐适量。

做法：

①猪肺洗净，切丁；薏苡仁、粳米洗净，浸泡 30 分钟。

②将猪肺、薏苡仁、粳米共煮成粥，加盐调味。

功效：猪肺具有以形补形的功效，对肺有补益作用，搭配健脾益肺的薏苡仁，使这款粥具有健脾益气、滋阴润肺的功效。

薏苡仁柿饼粥

材料：薏苡仁 100 克，粳米 50 克，柿饼 60 克。

做法：

①薏苡仁、粳米洗净，浸泡 30 分钟；柿饼去蒂，洗净，切丁。

②将薏苡仁、粳米与柿饼一同煮粥。

功效：柿饼具有清热润肺的作用，搭配健脾益肺的薏苡仁，使这款粥特别适合肺虚的小儿日常食用，可以补益肺气，增强体质。

薏苡仁食用注意事项

薏苡仁一般在超市或农贸市场购买。与一般挑选粮食的原则类似，薏苡仁也要选"新米"，不要选"陈米"。新鲜的薏苡仁有米香味，略带中药味；而陈薏苡仁因为放置时间长，香味已经散发掉，所以米香味淡或没有米香味，甚至有霉味，这种千万不要选。新鲜的薏苡仁表面有光泽，呈均匀的白色或黄白色。选购的时候，可以拿起一粒，捏一下，新鲜的薏苡仁不易捏碎，如果轻轻一捏就碎成很多小块，则是陈薏苡仁。另外，薏苡仁要选干燥的，受潮的不要选。

需要注意的是，因为薏苡仁有利水渗湿的作用，所以不适合大便干燥、尿频的孩子。

薏苡仁对症食疗方

薏苡仁芦根粥

材料：薏苡仁 6 克，鲜芦根 30 克，粳米 50 克。

调料：白糖适量。

做法：鲜芦根煎汁，加入薏苡仁和粳米一同煮粥。食用时加白糖调味即可。

功效：清热利湿化痰，适用于风热咳嗽。

赤豆荷叶薏苡仁饮

材料：薏苡仁 30 克，干荷叶 6 克，赤豆 20 克

做法：薏苡仁、干荷叶、赤豆洗净，加适量清水煮至米烂豆熟，过滤取汁饮用即可。

功效：健脾利湿、益气消肥，适用于脾肺气虚的肥胖小儿。

清热止咳，吃点百合去肺燥

补身益肺的"大蒜头"

百合是有名的补益食物，《神农本草经》记载百合性寒，味甘，归肺、心经，有养阴润肺、清心安神的功效。说起百合补益身体、养肺润肺的功效，还有一个传说。

相传在东海上有一伙海盗，经常打劫渔民。有一天海盗又抢劫了一个渔村，不仅抢走了财物、粮食，还把妇女儿童都劫到海中一座孤岛上去了。后来海盗去别的地方抢劫，妇女和孩子留在孤岛上，虽然没人看守，却也逃不出去。海盗们出海后，遇上了暴风，把海盗船掀翻了，海盗们全都葬身鱼腹。

几天过去了，妇女和孩子不见海盗踪影，十分高兴。可是，岛上的粮食也渐渐吃光了，他们又犯起愁来。放眼望去，四周都是茫茫的大海，到哪去找吃的呢？他们就积极地想办法，捕鱼捞虾，采野果，只要能吃的，都要找来试一试。

有一天，一位妇女去挖野菜，挖到很多白白嫩嫩的野菜根，看着就像大蒜头一样。拿回去把这"大蒜头"煮熟了，大伙一尝，还挺好吃，甜甜的。于是，大家都按照这位妇女的指点，纷纷挖这种野菜根充饥。

就这样过了1年，有一条采药船偶然来到孤岛，岛上的人高兴坏了，殷切地接待了采药人。采药人听说了这些妇女和儿童的遭遇，很同情他们，同时也很奇怪，就问："你们困在这里1年了，这岛上又没有粮食，你们怎么还都白白胖胖的呀？"

"这岛上虽然不长粮食，但我们经常吃这个"妇女们边说边把挖来的"大蒜头"拿给采药人看，"这东西不但解饿，而且吃了之后，原先几个身体瘦弱、痨伤咯血的病人，都慢慢好了"。采药人猜想这东西可能有药用价值，掐了一点品尝，有点甜。

后来，采药人找来大船把妇女和儿童都接回陆地，还带回许多"大蒜头"。经过反复研究，采药人发现"大蒜头"有润肺止咳、清心安神的作用，不仅是一种美味的食物，还是一种药材。因为在岛上遇难的妇女和孩子，合起来一共百人，所以采药人就把它叫作"百合"。

百合吃法有讲究

百合有干、鲜两种，干百合甜糯，鲜百合清甜，都是老少皆宜的美味。百合的吃法，也是花样百出，不拘一格，如煲汤、熬粥、炒菜、做甜品，可谓无所不能。

如果在家里食用百合，除了鲜百合可以炒西芹百合，干百合可以熬粥外，这里介绍几道孩子特别爱吃的"益肺百合菜"，可以润肺养肺，去肺燥。

百合牛奶羹

材料：鲜百合1头，鲜牛奶1袋（约250毫升）。

调料：蜂蜜适量。

做法：

①鲜百合掰成瓣，洗净，放入炖盅内，隔水炖10分钟，至百合熟软。

②将百合和鲜牛奶一同放入榨汁机中搅打均匀，加入适量蜂蜜调味即可。

功效：百合可润肺止咳、清心安神；鲜牛奶中富含钙质，可以强健骨骼，促进睡眠；蜂蜜中含有大量糖分，易于被人体吸收利用。经常食用此羹不仅能够补益肺气，还可以改善孩子睡眠，使其精力充沛。

百合雪梨羹

材料：干百合15克，荸荠2个，雪梨1个。

调料：冰糖适量。

做法：

①百合洗净；荸荠洗净，去皮，切片；雪梨洗净，去核，切小块。

②砂锅中加水，下入百合、荸荠、雪梨，加入冰糖，炖至百合熟透即可。

功效：百合润肺去燥，雪梨润燥化痰，而荸荠有清热解毒的功效，三者合用，润肺、清热、化痰的功效卓著。秋天给孩子吃这道羹，润肺去燥作用显著，有咳嗽症状的小孩，吃这道羹，也能好得很快。

糖水百合

材料：干百合 15 克。

调料：冰糖适量。

做法：百合洗净，放入炖盅内，加适量水，用小火煎熬，待百合熟烂后加入冰糖即可。

功效：适合内热较重、睡眠不佳的孩子食用。

百合食用注意事项

鲜百合以色泽洁白、无明显斑痕（烂斑、伤斑、虫斑、黄锈斑）、鳞片肥厚饱满、滋味香甜爽口、无异味者为佳。百合根部不应带泥，肉质须根长度不应超过 1 厘米。有杂质、黑瓣、烂心或霉变的不要选用。

干百合应干燥、无杂质、肉厚、晶莹透明。需要提醒大家的是，有一些不法商贩，为使干百合卖相更好，储藏时间更长，通常会用硫黄熏蒸以漂白防腐。硫黄熏出来的百合，颜色洁白，非常好看，但食用这样的百合对人体有害，尤其是对于身体发育尚未完善的小孩，危害更大。所以，要去正规的药店或超市，选择颜色自然微黄的百合。如果百合颜色白得不自然，闻一闻有酸味，很可能是硫黄熏过的。干百合买回家，要放在干燥的地方，防霉、防虫蛀。

百合既是中药又是食物，适合大多数人食用，尤其是肺虚、常咳嗽的孩子。但需要注意的是，百合性偏寒，大便稀、不常成形的孩子不适合吃百合。

百合对症食疗方

百合杏仁炖猪心

材料：鲜百合 30 克，杏仁 30 克，猪心 1 具。

调料：姜片、盐、植物油各适量。

做法：

①百合洗净，掰瓣；杏仁用温水浸泡，去皮，捣烂；猪心洗净，切成小块。

②锅中放油，烧至六七成热，放入猪心，翻炒片刻，下入百合、杏仁、姜片，加适量清水，大火烧沸，改小火炖至猪心烂熟，加盐调味即可。

功效：化痰平喘，适用于小儿哮喘。

百银茶

材料：干百合 30 克，金银花 20 克。

调料：冰糖适量。

做法：百合、金银花洗净，加适量水煮沸，加冰糖，煮 10 分钟，凉后代茶饮。

功效：清热解毒、利咽止痛，适用于内热所致的咽喉肿痛、口干、咳嗽。

注意：风寒咳嗽、大便稀薄的孩子不宜饮用。

百合麦冬瘦肉汤

材料：干百合 20 克，麦冬 15 克，猪瘦肉 100 克。

调料：盐适量。

做法：

①百合、麦冬洗净；猪瘦肉洗净，切块，汆水，捞出，洗去浮沫。

②锅中放适量清水，下百合、麦冬、猪瘦肉，中火煮 40 分钟，加盐调味即可。

功效：滋阴养胃、降气止呃，适用于胃阴不足、经常呃逆（打嗝）的小孩。

生津化痰，梨好吃灭肺火

甜美的润肺化痰药

说起吃药，尤其是吃中药，小朋友往往都皱眉头，因为中药多带苦味。要是给煮梨水喝，孩子可高兴了。因为梨水甜滋滋的。梨不仅是滋味甜美的水果，还是滋阴清热的良药，明代医家李中梓在《本草通玄》中说，梨"生者清六腑之热，熟者滋五脏之阴"。说起梨生津化痰的作用，还有一个传说。

古时候有个书生，在进京赶考的路上突然病了，觉得浑身无力，不思饮食，一天到晚咳嗽不止，无法继续赶路了，只好找个客栈住了下来。

第二天清晨起来，书童发现书生的痰盂里有血，忙带着书生去看大夫。谁知大夫应诊后说病治不好了，赶快回家，要不然就要客死他乡。

主仆二人只好返回家乡，走到半路，书生闻到一股浓郁的芳香，沁人肺腑，他深深地吸了一口气，觉得非常舒爽，抬头一看，是一片梨树，树上挂满了金灿灿的梨。

书生觉得口干舌燥，想吃个梨，但看了看四周，没有一个人影，他只好走到一棵老梨树下，朝这棵老梨树深深作了一揖，自言自语说道："老梨树呀，你如此长寿，但我年纪轻轻，却已经命不久矣。"

这时，从树后走出一位长者，鹤发童颜，手中托着一个大梨，对书生说："我劝公子不要悲伤，你每日饭后吃 1 个梨，1 个月后病就好了。"说完，将手中的梨给了书生。

书生接过梨吃了，觉得甘甜可口，非常好吃。他们主仆二人向他叩头拜谢。站起身时，老人已经飘然而去，只在树下留下一筐大梨。

书生听从老人的话，一边往京城赶路，一边每日饭后吃 1 个梨。果然，到达京城的时候已经痊愈了。后来，书生还考中状元。

梨吃法有讲究

梨是常见的水果，甜美多汁，大人小孩都很爱吃。直接食用或者榨汁饮用都是非常好的。梨汤、梨水的性质更为温和，也非常适合小孩饮用。梨还可以与蜂蜜一起熬成梨膏，便于保存，可当饮料饮用。

雪梨菊花饮

材料：雪梨 1 个，杭菊花 3 克。

调料：冰糖适量。

做法：

①雪梨洗净，去皮，去核，切片。

②将雪梨与杭菊花一起放入锅中，加适量水煮 30 分钟，过滤，留取汁液，加入冰糖即可。

功效：这款饮料具有润肺清热的功效，特别适合作为夏日饮品给孩子饮用，既能补水，又能清热，很多不爱喝水的孩子都很喜欢这款甜丝丝的饮料。需要注意的是，冰糖不要加太多，只要略有甜味就可以了，否则会影响孩子的食欲。

雪梨膏

材料：雪梨 2 个，蜂蜜 250 克。

做法：

①雪梨洗净，去核，切片。

②雪梨放入锅中，加水适量，煮至七分熟，水将干时加蜂蜜和适量水，

以小火煎煮至雪梨熟透，收汁。

③晾凉后放入干净无油的玻璃瓶中密封保存。可调水，饮汤，吃梨。

功效：这款甜品有润燥生津、清热止渴的功效，特别适合在秋天饮用，对润肺燥特别有效。有的家长对市场上的饮品不放心，不妨自己做这款雪梨膏。

梨食用注意事项

无论是鸭梨还是雪梨，都以甜美多汁的为好。选购时首先要观察外表，要选没有斑痕、黑点、坑凹且表皮光滑的梨。如果梨皮看起来较厚，最好不要买，因为皮厚的梨果实粗糙，水分不足，应挑选梨皮细薄的。其次要看梨脐，就是最底部凹陷的地方，应该梨脐较深，周围光滑整齐，为规则的圆形。最后，要选果形端正的梨，这样的梨生长比较充分，各部分都发育良好，果肉比较多，口感也比较好。

梨虽然清甜解渴，但不宜多吃，因为梨性凉，而且含糖量高，吃多了会妨碍脾胃功能。另外，脾胃虚寒、便溏腹泻的孩子不适宜吃梨。

梨对症食疗方

雪梨川贝蒸冰糖

材料：雪梨1个，川贝母粉3克。

调料：冰糖10克。

做法：将雪梨洗净，去皮，挖空心，放入川贝母粉、冰糖，隔水蒸熟即可饮汤吃梨。

功效：疏风清热、润肺止咳，适用于小儿风热咳嗽。

姜梨汁

材料：雪梨1个，生姜15克。

调料：白蜜适量

做法：

①雪梨洗净，去皮，切块；生姜洗净。

②将雪梨和生姜捣碎取汁，加入白蜜即可调水饮用

功效：润肺化痰、健脾解毒，适用于小儿咳嗽痰多。

雪梨炖罗汉果

材料：雪梨2个，罗汉果1个。

调料：冰糖适量。

做法：

①雪梨洗净，去皮，切块；罗汉果洗净，剥去外皮。

②将雪梨、罗汉果与冰糖放入容器中，上锅隔水蒸1小时即可，喝汤吃梨。

功效：润肺凉血、润肠通便，适用于小儿肠燥便秘。

熬粥炖汤，银耳润肺养肺阴

润肺止咳的"白耳朵"

银耳是人们喜欢的滋补品，用它做成的汤羹，滋味甜美，大人孩子都很爱吃。《饮片新参》中说银耳"清补肺阴，滋液，治劳咳"。银耳不仅是美味的食品，也是珍贵的补品。说它珍贵，您可能觉得不以为然，因为现在普通人家吃点银耳也不算什么，但在清朝慈禧那个年代，因为没有掌握银耳的栽培技术，它还是非常名贵的补品。慈禧非常爱吃，每年都专门给她进贡。

后来，老百姓也能吃得起银耳，全靠栽培技术的进步。关于银耳润肺止咳的功效，以及它的栽培方法，在银耳的故乡通江，还流传着一段传说。

很早以前，通江住着母女二人，靠打柴为生。女儿名叫银花，正值青春年华，她心地善良，乐于助人，心灵手巧，很受乡亲们喜爱，大家都叫她"银姑娘"。

银花的妈妈操劳了一生，眼看女儿长大要享福了，自己却得了重病，每日咳嗽不止，人也面黄肌瘦，全身无力。医生都认为是不治之症，银花为此非常着急。

来年夏季的一天，银花冒雨去山中打柴。忽然，她看到青冈树断枝上长着几朵白花花、亮晶晶的东西，采上一朵，闻一闻，没什么异味；放在嘴里尝尝，清凉可口。于是，银花采了一些，小心翼翼地带回家，让妈妈尝尝。

妈妈吃了，也觉得很爽口，非常开心。以后，银花每次上山，都注意寻找那白花花的东西给妈妈吃。没想到，断断续续吃了十几次，妈妈不咳嗽了，精神也好多了，人也胖了，病完全好了。母女非常高兴，看着治好病的东西长得像耳朵，色泽洁白，就管它叫"白耳"。

银花把白耳能治病的事告诉了乡亲，乡亲们都想尝一尝这神奇的"白耳"。但是白耳很难找，不够乡亲们吃。银花想，白耳既然长在青冈树的断枝上，何不把青冈树砍倒让它寄生呢？她经过无数次实践，果然砍倒的青冈树枝长出白耳来了，这下乡亲们都有的吃了。

因为银花发现和培植了白耳，为了感念她的功绩，人们便将白耳称为"银耳"。

银耳吃法有讲究

说起银耳，大家首先想到的往往是银耳羹。甜甜滑滑的银耳羹确实非常美味，也非常适合孩子吃。其实银耳不但可以做成银耳羹、银耳粥等甜品，做成咸味的菜肴也非常美味，比如最简单的凉拌银耳、银耳炖猪肉等，都非常适合孩子日常食用。

山药银耳羹

材料：银耳、山药各50克。

调料：蜂蜜20克。

做法：

①银耳泡发，洗净，去蒂，撕成小朵；山药洗净，去皮，切小丁。

②锅中加适量清水，放入银耳、山药，大火烧开，转小火炖至银耳、山药熟烂，加蜂蜜，至汤汁黏稠即可。

③放凉，加入蜂蜜。

功效：健脾润肺、益气生津，特别适合经常出虚汗的孩子食用。

银耳炖肉

材料：银耳40克，猪瘦肉100克，大枣8枚。

调料：盐适量。

做法：

①银耳泡发，洗净，去蒂，撕成小朵；猪瘦肉洗净，切小块，氽水，洗去浮沫；大枣洗净，去核。

②将银耳、猪瘦肉、大枣一同放入砂锅中，加适量清水，炖至猪肉烂熟后，加盐调味即可。

功效：健脾益气，养阴润肺。这款菜肴口感非常软糯细腻，如果孩子不想吃饭，或者感冒病愈后胃口不佳，可以试试这道菜。

银耳食用注意事项

一般购买的银耳都是干品，食用时要先水发。如果是炖汤或者熬粥，水发时可以用温水，这样水发的速度快，不用事先浸泡很久；但如果是用来制作凉拌菜，就不能图省事，为了口感，还是用冷水浸泡比较好。泡银耳的水至少要换三遍，这样可以去除残留在银耳上的大部分有毒物质。

选购银耳时，千万不要过分追求"白"，因为正常的干银耳是略带黄色的，而雪白的干银耳往往是用硫黄熏过的。在购买银耳时，要用鼻子闻一闻，如果有刺鼻的异味，很有可能就是硫黄熏过的，千万不要购买。因为银耳富含胶质，所以优质的干银耳应该质地柔韧，不易碎裂，如果用手轻轻一碰就掉渣，那这种银耳不要购买。优质的银耳朵形硕大，质地蓬松，肉质肥厚，间隙均匀，没有杂质、黑斑。

银耳虽然适合大部分人食用，但风寒咳嗽、湿热痰多和外感口干的孩子不宜吃。

银耳对症食疗方

银耳杏仁芝麻糊

材料：银耳、黑芝麻各50克，杏仁20克，粳米30克，当归5克。

调料：白糖10克。

做法：

①银耳泡发，洗净，去蒂，撕成小朵，加水熬成羹。

②黑芝麻、杏仁、粳米、当归用食品加工机磨成粉，加水煮成糊。

③将米糊加入银耳羹中，调入白糖即可。

功效：滋阴养肺、润肠通便，适用于小儿阴虚便秘。

沙参银耳粥

材料：银耳、沙参各10克，粳米100克。

做法：

①银耳泡发，洗净，去蒂，撕成小朵；粳米洗净。

②沙参用纱布包好，煎30分钟，取汁，加入粳米、银耳煮成粥。

功效：润肺养阴，适用于小儿干咳、久咳及手足心热等症。

第四章

捏捏揉揉健脾胃，
几个穴位胜补药

足三里，强壮身体，胜过补药

安全环保不要钱的"补药"

脾虚容易导致多种疾病。家长得知自己的孩子脾虚，往往非常着急，经常问我的一句话是"给他多吃点什么补补？"

遇到这种问题，我一般都会反复强调饮食营养均衡，荤素搭配，吃好主食，多吃蔬菜、五谷杂粮对脾胃健康的重要性。告诉他们，最好的补药就是平时吃的各种新鲜食材，给孩子好好做饭比什么都强。

一般家长都能理解，也逐渐意识到一日三餐对孩子的重要性。但还有一些家长不放心，看来在我国，"补"的概念真是深入人心。这时候，我都会对家长说："我这里有一味安全环保的补脾药，你要不要？"

我会把足三里的位置和手法教给家长，并对他们说："这是非常有名的强壮穴，经常给孩子按摩足三里，比炖鸡吃还补呢！"

要使小儿安，三里水不干

足三里是有名的强壮穴，无论对大人孩子，都有非常好的补身作用。中医古语中有"要使小儿安，三里水不干"的说法，本来是指用化脓灸法对孩子的足三里穴进行艾灸，来达到祛病保健的目的。平时在家里，常常给孩子按揉足三里穴，虽然没有艾灸的力度大，但效果也是不错的。

按揉足三里能补益脾胃，和胃化积，强壮身体。特别适合脾胃虚弱孩子的日常保健，对于发育不良、营养不良、感冒、自汗、虚喘、精力不足都有很好的预防和治疗效果。

《四总穴歌》中说"肚腹三里留"，如果孩子有消化不良的早期症状，如不想吃饭、恶心、腹胀，按一按足三里，效果非常好，甚至不用吃药，不用上医院，孩子的胃口也会改善。

足三里的位置与按摩手法

足三里位于外膝眼下 3 寸，胫骨旁开 1 寸处。这里的"寸"是指"同身寸"，也就是说，对谁进行按摩，就要在谁身上找"尺子"。通常，我们会用手指做尺子。

拇指指间关节的宽度为 1 寸；中指中节屈曲时桡侧（内侧）两端纹头之间也为 1 寸。除拇指外，四指并拢，伸直，以中指中节横纹处为准，四指横量是 3 寸。一定要注意，给孩子按摩要依据孩子手指的相应长度取穴，不能用家长自己的手指。

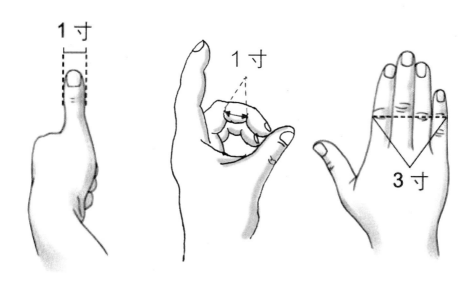

另外，这里还教大家一个简单的取穴方法，让孩子做个"小体操"，就

能找到穴位了。

让孩子站立，弯腰，把同侧的手掌张开，虎口围住膝盖外缘，四指直指向下，食指按在胫骨上，中指尖所指的位置就是足三里。

这样取穴不但简便，而且准确，但对孩子的配合度要求比较高，适合较大的孩子。有的家长说，孩子不配合，用自己的手指给孩子量一下行不行。这样还真不行，因为大人的手掌比孩子大得多，用大人的手掌量孩子的身体，取穴肯定不准确。

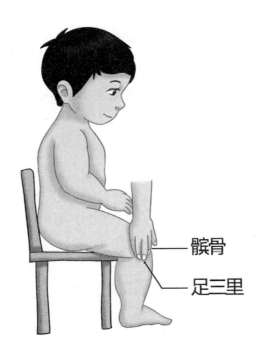

足三里一般用拇指按揉，揉 3 下按 1 下，两侧的足三里都要按摩，每侧 3 分钟。如果是日常保健，按揉的力量可以轻柔一些；如果孩子有积食症状，按揉的力量要稍重一些，时间也可以适当长一些。

在孩子看电视的时候，或者跟孩子聊天的时候，随手给孩子按一按就可以，孩子会感觉非常舒服。

脾经，健脾胃，补气血

小儿百脉汇于双掌

很多家长非常认同推拿这种祛病保健方式，有些家长还买经络腧穴著作来学习，这种精神是十分值得赞赏的。但有一点一定要注意，小儿，尤其是6岁以下的孩子，经络穴位是与成人有异的，家长朋友应该掌握小儿特有的经穴特点。

古语有云"小儿百脉汇于双掌"，说的就是小儿经络的独特之处，简单来讲，就是儿童治病保健的特效穴基本都在手上。

不要小看孩子小小的手掌，里面藏着数十个特效穴位，无论发热、积食还是咳嗽，都能找到对症按摩的位置，可以帮助缓解病情。

孩子的五根手指更是五经穴所在的位置，五经穴是指脾经、肝经、心经、肺经和肾经，分别位于拇指到小指末节的螺纹面上。这五个穴位对应孩子的五脏，对脏腑保健有着非常重要的作用。

按摩脾经是最简单的小儿补脾方法

说起孩子脾虚，家长都会想办法为孩子补脾。大家最先想到，也最容易接受的是食补，前面的章节也介绍了不少饮食健脾补脾的方法，但是，食疗还需要先购买材料，再洗切炖炒，最后孩子还不一定爱吃。相对来说，食疗虽然效果也不错，但还是麻烦些。

按摩则不一样，随时随地可以进行，不需要任何材料，有一双手就可以了。

通过按摩孩子的拇指，可以补脾经，给孩子补脾气、助运化，对于平时身体素质较好的孩子，可以起到保健作用，而对于消化功能不佳的孩子就更合适了，不仅能增强体质，还能改善厌食、乏力等症状。

另外，如果孩子稍微积食，长口疮，用清法按摩脾经就可以收到很好的效果。

脾经的位置与按摩手法

脾经位于拇指掌侧的螺纹面，就是平时说的手指肚。脾经的近侧，也就是拇指第一指节，就是胃经，如果孩子有积滞的表现，可以连胃经一起按摩。

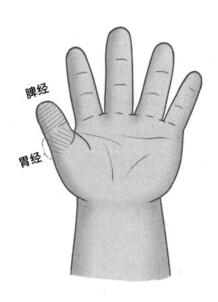

五经穴的按摩手法，各流派有所不同，本书介绍的是湘西小儿推拿流派的按摩手法。

补脾经：用拇指指腹旋推孩子拇指螺纹面。旋推是指顺时针旋转按摩。平时保健按摩就以补脾经为主。每次按摩 3 ~ 5 分钟即可。

清脾经：用拇指指腹直推孩子拇指螺纹面。直推是指从指尖推向指根。如果有湿热、积滞症状，可以加清脾经手法。

板门，开胃口，吃饭香

拉拉小手就让孩子胃口大开

我有个校友，是学针灸推拿专业的，在针灸推拿科工作，有一次他给我讲了一个他的亲身经历。

那天，校友在门诊出诊，一位妇女抱着孩子来看病。她说孩子也没什么大病，就是不好好吃饭，快 2 岁了，还没人家 1 岁的孩子胖。我校友一看，这孩子确实比较瘦，但肚子却很大，小肚皮胀得像鼓一样。而且孩子特别不乐意看病，非常烦躁，一直在妈妈怀里挣扎，想出去。

我的校友就拉着孩子的小手，一边逗他说话，一边给他按摩。过一会儿，小孩觉得舒服，就不闹了，很老实。

第二天孩子妈妈又带着他来了，一见我的校友就说："大夫您真是神了，就拉拉我儿子的手，他的胃口就好了。"

其实，不是我的校友神奇，而是孩子身上的穴位神奇。这个穴位就是专

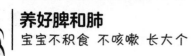
门负责消食化滞的板门穴。

板门，脾胃之门

板门被喻为脾胃之门，几乎所有消化系统疾病都可以找板门求救。

因为孩子脾常不足，积食是常有的事，家长可以经常给孩子揉一揉板门，对脾胃的保健效果非常好，而且没有任何副作用。如果孩子有不想吃饭、腹胀的小毛病，更要好好揉一揉板门。一般揉 1 次就能见效，连揉几次，孩子的胃口就好了，腹胀也消了。

如果横推板门，依据方向不同，还有止泻或止呕的作用。而捏挤板门则可以治疗积食导致的发热、口臭、烦躁、口疮、便秘等。

板门的位置与按摩手法

板门位于手掌的大鱼际，它不是一个点，而是一个范围，基本包含了整个大鱼际，取穴也没有任何难度，而且穴区面积大，按摩起来也很方便。

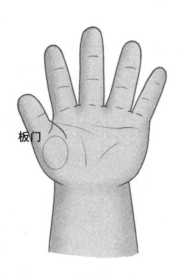

板门

按摩板门有揉、推、捏挤三种手法。

揉板门：用拇指指腹揉孩子大鱼际，手法不要太重，每次揉 3 分钟，每日 1 次。揉法适用于日常保健和一般的消食化积。

推板门：用拇指指腹从孩子的大鱼际推向腕横纹，用于止泻；用拇指指腹从孩子的腕横纹推向大鱼际，用于止呕。每次推 100 下。

捏挤板门：用拇指和食指相对夹挤大鱼际部位，手法较重，1 次捏挤 10 下即可。捏挤法是治疗积食内热的手法，不做日常保健使用。

神阙，固本消积，增强体质

揉肚子，自然的智慧

父母都给孩子揉过肚子。在很多人的回忆里，吃饱后，睡觉前，妈妈温暖的手在自己的肚子上揉一揉，将一将，都是非常温暖、非常舒服的体验。孩子长大后，也自觉不自觉地给自己揉肚子。

我们为什么都喜欢揉肚子？因为肚脐本身就是一个穴位，而揉肚子这个小小的举动，正是一种穴位按摩，有很强的保健意义。

可以说，人的本能举动暗合了深奥的医学理论，这正是自然的智慧。

神阙，固本培元、增强小儿体质的保健要穴

神阙穴就是肚脐，把手掌贴在孩子的肚脐上揉一揉，不但会使孩子很舒服，还能促进身体、智力发育，使孩子更强壮、更聪明。

按揉神阙穴有非常明显的固本培元作用，特别适合先天不足的小儿。肾为先天之本，先天不足的孩子往往肾虚，会出现遗尿、发育迟缓、消化不良、脱肛等症状，经常按摩神阙穴对这些症状都有改善作用。

按摩神阙还有消积泻浊的作用，可以缓解腹胀、腹痛等症状，这就是肚子难受了，揉一揉就舒服了的医学原理。

平时给孩子保健按摩，并不拘于肚脐，可以扩展到整个腹部，称为摩腹。摩腹有很好的调理肠道的作用，对促进消化非常有好处。

神阙的位置与按摩手法

神阙穴就在肚脐上。平时给孩子进行保健按摩，可以先把手掌搓热，贴在孩子的肚脐上，轻轻揉一揉，稍稍带动皮肤就可以了，速度不要太快，每分钟 30 下，每次揉 3 分钟即可。

揉完神阙穴，可以顺时针摩腹，从右下腹部开始，向上，到右上腹部，再向左，到左上腹部，再向下，到左下腹部，再回到右下腹部，如此画圈按摩。这样做其实是顺着肠道走行方向按摩的，从升结肠到横结肠，再到降结肠，最后是直肠，有促进消化和排泄的作用。每次摩腹 3 分钟即可。

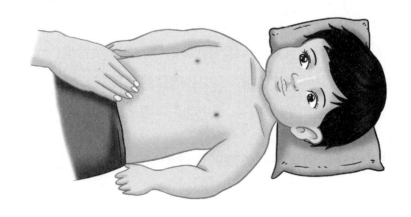

顺时针摩腹

捏脊，促进发育，提高抵抗力

给大点的孩子"抚触"

这几年妈妈们都非常熟悉一个词"抚触"，很多妈妈专门报班或者跟随光盘自学抚触。

抚触有利于婴儿的生长发育，增强免疫力，增进食物的消化和吸收，减少婴儿哭闹，增加睡眠。更重要的是，抚触可以增进婴儿与父母的交流，帮助婴儿获得安全感，增强对父母的信任感。

虽然有这么多好处，但我认识的人中，真正坚持下来的却很少，很多妈妈哺乳期过后一上班，就再没有给孩子做过抚触，因为时间紧，太麻烦。

但是，孩子渐渐长大，更需要妈妈的抚摸，更需要与妈妈交流。我建议，每天早晨为孩子捏捏脊，也就花 5 分钟的时间，给孩子身体、心理带来的好处却是不可估量的。

疏通经络，促进孩子生长发育

捏脊是指顺着脊柱两侧提捏背部的皮肤。人体背部正中为督脉，督脉两侧为足太阳膀胱经的循行路线。督脉和膀胱经是人体抵御外邪的第一道防线。通过捏脊，可以疏通经络，调理脏腑功能，特别是对胃肠功能有很好的调节作用。

从现代医学观点来看，脊柱两侧是从脊髓发出，通向身体各个器官的神经根，人体大的神经节、神经干，也分布于脊柱两侧。捏脊疗法可以刺激这些神经组织，进而调整内脏功能，达到增强体质、治病保健的目的。

经常捏脊，能促进孩子生长发育，强身健体，防治多种疾病。

如果配合按揉足三里和摩腹，每天给孩子做一套保健按摩，对脾胃的养护作用更好。

捏脊的操作手法与注意事项

捏脊方法简单，也不需要工具，在家就可以操作。操作时让孩子趴在床上，以两手拇指置于孩子脊柱两侧，从下向上推进，边推边以食指、中指捏起脊旁皮肤。从龟尾推至大椎为1遍，每次推5遍即可。在最后1遍时，每捏3下，提1下。捏脊每天1次或隔天1次。

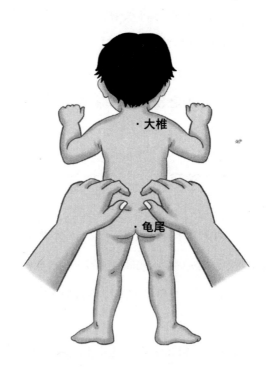

需要注意的是，捏脊的走向一定要是从下到上，不能反过来，也不能来

回操作。

　　操作时捏起皮肤的多少和提拿力度要适当，以能轻松顺利推进为度。推拿的速度要快而流利。向前推进时，要走直线，不能歪斜。

　　捏脊最好在上午进行，便于阳气的升发，如果家长实在没有时间，每天临睡前给孩子捏脊也未尝不可。

第五章

穴位按摩补肺，远离感冒咳嗽

肺经，宣肺清热，祛除外邪

肺系病症的"阵阵到"

孩子的病，最多的就是两类，一类是以积食为首的脾胃系病症；另一类就是以感冒领头的肺系病症，包括咳嗽、哮喘、肺炎等。在这些病症的推拿治疗中，有一个穴位，每次都用，而且都是必不可少的"主穴"，它就是五经穴中的肺经。

无论感冒还是咳嗽，都是由于肺遭到外邪的入侵，肺卫不能有效抗击外邪，孩子就感冒了。而这时候按摩肺经，一方面帮助肺把外邪赶出去，另一方面又帮助肺修补御敌的"城墙"，使肺卫更为坚固，外邪攻不进来。

补肺经，强壮肺卫，预防感冒

经常感冒的孩子，都有肺虚的问题，适当给孩子补一补肺经，能很好地补肺脏之需，增强肺卫之力。肺卫增强了，孩子抵御外邪的能力就增强了，也就不那么容易患感冒了。

补肺经还能益肺气。长期咳嗽或长时间感冒的孩子，基本都会伤肺气，这时，给孩子补肺经，有很好的保健效果。如果孩子肺气虚弱得比较厉害，还可以在补肺经的基础上，加上揉肺俞，以增强补气滋阴的效果。

患有慢性鼻炎、鼻窦炎的孩子，都可以通过补肺经来增强呼吸系统功能，减少疾病发作。

如果孩子出现感冒初期症状，如头痛、鼻塞、流鼻涕、咽喉肿痛等，赶紧用清肺经的手法按摩，能够有效缓解症状，缩短病程。

肺经的位置与按摩手法

肺经位于环指（无名指）的螺纹面，位置非常好找。顺便说一下，肺俞穴位于背部，第3胸椎棘突下，旁开1.5寸，左右各一。低头时凸起的骨头是第7颈椎，从它往下数3个椎体就是第3胸椎，1.5寸就相当于孩子2横指的宽度。

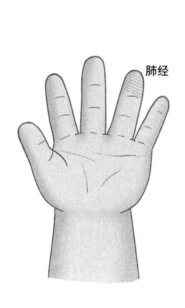

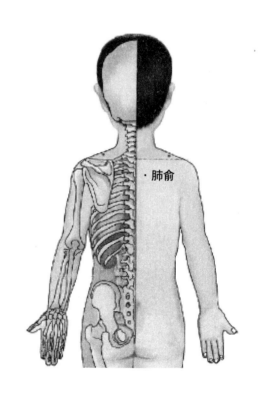

五经穴的按摩手法，各流派有所不同，本书介绍的是湘西小儿推拿流派的按摩手法。

补肺经：用拇指指腹旋推孩子无名指螺纹面。旋推是指顺时针旋转按揉。平时保健按摩就以补肺经为主。每次按摩3分钟即可。

清肺经：用拇指指腹直推孩子无名指螺纹面。直推是指从指尖推向指根。如果有感冒、咳嗽症状，可以加清肺经，平时保健按摩时，也可在补肺经后，加清肺经1分钟。

外劳宫，驱体寒，防感冒

"管闲事"的外劳宫

外劳宫是个有趣的穴位，因为它能治疗的疾病太多了。不只儿科常见的感冒、积食，还经常扮演骨科大夫的角色，管一管闲事。

很多人可能听说过手上有个"落枕穴"。如果哪天早起发现脖子痛，动不了，就是落枕了，有经验的老人可能马上在你手背上揉一揉。你感觉手背揉的地方很痛，但揉着揉着，脖子慢慢能活动了，很神奇。

这个"落枕穴"其实就是外劳宫。它为什么有这么神奇的效果，能管那么多看似不相关的疾病，是因为它有温里散寒的作用，能把人体内的寒气散出来。

驱除寒邪，预防感冒

家长都怕孩子感冒，因为感冒不仅耽误学习，孩子和家长都特别受罪，所以能预防感冒的穴位按摩特别有"人气"。一般穴位都是通过增强肺卫来预防感冒，比如前面介绍的肺经，但外劳宫不一样，它是通过把导致感冒的寒邪赶走来预防感冒的。

按摩外劳宫是中医温法的代表，能够温里散寒，温经止痛，无论内寒、外寒、脏腑之寒、经络之寒，都能驱逐出去。外劳宫能够"和脏腑之热气"，使人"遍身潮热"，揉一揉，就像喝了姜汤一般，最适合在冬季预防风寒感冒。

说到外劳宫，也提一下它的同胞兄弟"内劳宫"，这两兄弟的个性可是一冷一热，截然相反。内劳宫有清热凉血的作用，擅长治疗各种发热。

外劳宫的位置与按摩手法

外劳宫位于手背，第2、第3掌骨之间，掌指关节后0.5寸处，与劳宫相对。要找到外劳宫，先要找到内劳宫。内劳宫位于掌心，第2、第3掌骨间凹陷中。孩子握拳屈指时，中指尖所指的地方就是内劳宫。找到内劳宫穴，与该穴对应的手背部位就是外劳宫。

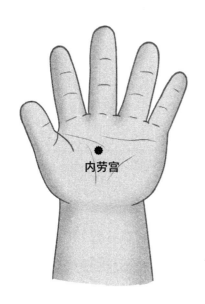
内劳宫

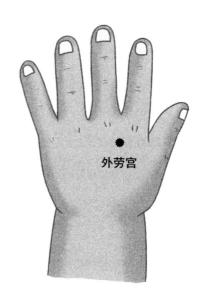
外劳宫

按摩外劳宫时，如果是日常保健，以拇指指腹轻轻按揉3分钟即可。如果孩子已有感冒症状，或者为了治疗落枕，手法要重一些，按摩时间可延长到5分钟。

三关，补气散寒，温补肺虚

孩子身上"自带"的麻黄、桂枝

每年一到冬春季节交替的时候，感冒的孩子特别多，经常有家长问："大夫，要不要给孩子喝点感冒冲剂预防一下？"

每次我都会对家长说："不要随便给孩子吃药，让孩子好好吃饭，把孩子体质调理好，孩子自然就不生病了。"

但还是有家长不放心，说："现在天气变化太快，特别怕孩子着凉感冒，您看能吃点什么预防？"

一般听到这儿，我都会对家长说："那就来点麻黄桂枝汤吧。"

"行，那您给开吧。"

"不用我开。"

"哦，那药店能买着成药是吧？"

"也不用上药店。孩子自己身上带着呢。"听我这样说，家长一般都糊涂了。我再继续解释"孩子身上有一个穴位，叫三关，温补散寒的效果非常好，可以说，就相当于治疗风寒感冒的药，每天给孩子推推这个穴位就行了。"

温里散寒，补益气血

如果说前面介绍的外劳宫的主要特点是"热"，那么三关除"热"之外，还有一大特点是"补"，如果说足三里"擅"补脾胃之虚，那么三关就是"擅"补一切阳气虚弱，对孩子薄弱的脾、肺两脏都有很好的温补作用，非常适合平素脾肺气虚的孩子。

在冬春两季给孩子推三关，能帮助孩子祛除体内的寒气，抵御外界寒邪入侵。如果孩子有晨起咳嗽、流清鼻涕的表现，一般是夜里受了寒所致，这时给孩子推推三关，也是非常管用的。

另外，三关有发汗的作用，当孩子因为风寒感冒发热时，推三关是最合适的，不仅能够散寒，还能发汗退热，相当于西药对乙酰氨基酚（扑热息痛）的作用。

三关的位置与按摩手法

三关位于前臂桡侧缘，自腕横纹至肘横纹成一条直线。桡侧就是拇指那一侧，三关是一个线形的穴位，很长。

平时给孩子按摩，要用推法，家长一手握住孩子的手，另一手用拇指从腕横纹（手腕）向上推，直到肘横纹（肘窝），推3～5分钟。

一定要注意的是，方向不能错，必须是从下（腕）向上（肘），千万不能反，也不能来回推。

说到三关，顺便把它的两个"兄弟"也提一提，都是儿童推拿常用的穴位。一个是天河水，在前壁内侧正中，腕横纹至肘横纹成一条直线，是"去火"的灵穴；另一个是六腑，位于前臂尺侧缘，肘横纹至腕横纹成一条直线，具有清泻的作用。

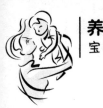

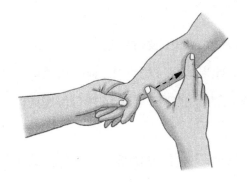

推三关

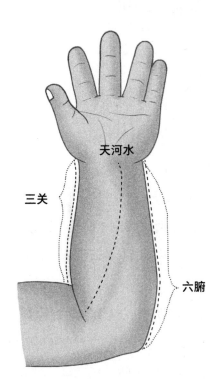

天河水

三关

六腑

内八卦，调理气机，平衡阴阳

在手心画个圈，小孩的病就好了

我记得我小的时候，听过一个传奇故事，说是有位老人是神仙化身，谁家孩子要是生病了，找到他，不用吃药，他只在你手心里画个圈，念几句咒，回家病就好了。

我小时候当然觉得很神奇，也深信不疑。上学后，当然不会再相信这种市井传说了。

然而，当我学习了中医，并且行医几十年后，突然有一天我想起这个传说，觉得这也不完全是荒谬的。这个故事自然是有很多夸张、演绎的成分，但我相信，曾经有个民间的中医高人是通过在孩子手心画圈为孩子治病的。

为什么这么说呢，因为孩子手心有一个能够平衡阴阳的非常重要的穴位，是圆形的，那就是内八卦。

开胸利气，祛痰化积

内八卦是一个圆形的穴位，在这一圆圈之中，包含了八卦的八个方位，在古代，这八个方位的作用各有不同。不过，现在一般是顺时针或逆时针转圈按摩，不再讲究各个位点的具体作用了。

按摩内八卦理气作用非常强，有利于肺脏的呼吸功能，平时给孩子按摩一下内八卦，可以化痰，对轻微的咳嗽、气喘都有好处。另外，对很多孩子都存在的脾胃不和也有调理作用。

内八卦的位置与按摩手法

以手心为圆心，以圆心至中指指根距离的 2/3 为半径的圆周为内八卦。

按摩内八卦一般用运法，顺时针按摩称顺运内八卦，逆时针按摩称逆运内八卦。平时保健按摩时，顺运、逆运各 1 分钟。如果孩子有轻微咳嗽、咳痰、气喘、腹胀症状，则以顺运为主。

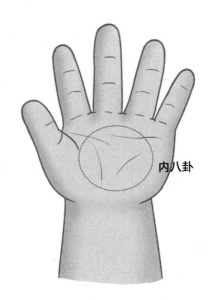

内八卦

第六章

补脾有三慎，不仅要慎饮食，还要慎起居、慎情志

春日补脾，省酸增甘

春季肝旺易伤脾，注意防止肝功能偏盛

中医认为，五脏与五行、五色、四季相对应。春季是肝气当令，肝功能偏盛，而肝属木，脾属土，根据五行理论，木能克土，所以肝气亢盛会导致肝气乘脾，也就是会损害脾的功能。而且，小孩五脏的特点就是"肝常有余""脾常不足"，肝气就更容易损伤脾气，所以，在春天不要让肝气过于旺盛，同时，要注意培育脾气。

五行	五脏	四季
木	肝	春
火	心	夏
土	脾	长夏
金	肺	秋
水	肾	冬

酸入肝，甘入脾，春日食补应省酸增甘

根据上面五脏与五行、五味对应的中医理论可以得知，酸味与肝相对应，而甘味与脾相对应。如果多吃酸味的食品，能增强肝功能，会让肝气更旺。这就相当于给本已熊熊燃烧的"肝火"又添了一把柴火，那脾就更遭殃了。所以春天，一定要少给孩子吃酸味的食品，不要再助长本以偏盛的肝气了。

相反，脾气在春天相对较弱，我们应该注意给孩子补脾，怎么补呢？适当多吃点甘味的食品。这里所说的甘味食品，并不是糖果、饮料那些加了大

量糖、甜味剂的零食，而是天然的、带着丝丝甘甜的食物。比如，前面介绍过的大枣、山药、莲子，都非常适合，可给孩子适当多吃一些。而山楂，春天就要少吃一些。

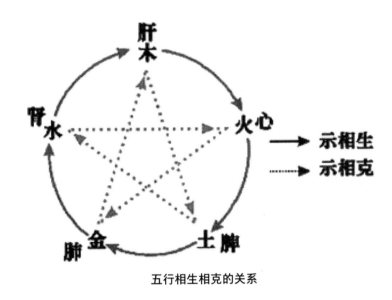

五行相生相克的关系

锅巴，最寻常的春日补脾食品

说起锅巴，大家都不陌生，就是煮米饭时锅底的焦痂。略有些黄色，又香又脆，很多人小时候都有过专门扣锅底锅巴来吃的经历。

锅巴不仅香脆可口，还有非常好的健脾功效。在中医看来，锅巴的营养可谓是粳米的"升级版"。不仅具有粳米养胃、补脾、强身的功效，还具有一些"附加功能"。比如，锅巴比较硬，咀嚼时需要分泌大量唾液，而唾液中含有消化酶，可以帮助消化淀粉类物质，减轻胃肠道负担。而且，咀嚼对胃肠道也是一种良性刺激，可以增强胃肠道的蠕动，促进食物消化吸收。另外，锅巴呈现淡淡的黄色，是一种微炭化，会使粳米表面形成很多小孔，就像活性炭一样，能够吸附胃肠道里的气体、水分、细菌和毒素,起到收敛止泻的作用。

所以，以后煮米饭时，将锅巴取出，晾干，让孩子吃些，是非常好的补脾养胃零食。

夏日防湿，补宜清淡

夏季闷热潮湿，湿邪易伤脾

夏季气温很高，雨水又比较多，尤其是三伏天，空气湿度非常大，闷热异常，老百姓形象地称其为"桑拿天"。在这样的天气，人们是非常难受的，动一动就出汗，甚至呼吸都有些不顺畅。因为夏天湿气很重，而脾的特性又是喜燥恶湿，最怕湿邪，所以在夏季脾功能最容易受到影响。一旦脾阳为湿邪所遏制，脾气就会不畅，脾就不能正常行使其运化功能，孩子的消化功能就会减弱。

很多孩子都有"苦夏"的表现，就是体内有"湿"导致的，孩子胃口不好，吃不下饭，腹胀，便溏，手脚也不温暖。如果连日下雨，外界的湿邪大举进攻，孩子很容易出现湿困脾胃的现象，会感觉浑身无力、头重、嗜睡，甚至腹痛、呕吐、腹泻。

夏季应多吃健脾养胃、化湿除邪的食物

因为夏季的气候特点，明代医家汪绮石在《理虚元鉴》中特别告诫说"长夏防湿"。长夏是指夏末秋初，大概就是对应于三伏天。为了防止湿邪侵袭人体，夏天应多吃可以除湿的食物。比如，薏苡仁水、绿豆粥、红豆粥、荷叶粥，

都具有很好的清热利湿作用。

除此之外，因为夏季天气炎热，孩子往往胃口不佳，可以适当吃一些性质偏凉的食物，比如新鲜蔬果、兔肉、鸭肉等，既能清补身体，吃起来又非常舒服。而油炸、烧烤食品就不适合在夏季食用，因为这些食物比较油腻，不易消化，会使本来就不佳的脾胃功能更加虚弱。

但是要特别注意，凡事都要适度。水果虽好，也不能放开吃，比如西瓜，小朋友都爱吃，适当吃一些，确实有清热解暑的效果，但如果吃很多，反而会伤害脾胃，孩子的胃口会更差。另外，因为天气热，很多家长不限制孩子吃冷饮、喝冰镇饮料，这是非常不可取的，因为这样会使寒气留在孩子体内，尤其是年纪小的孩子，很容易造成脾胃虚寒。

夏季巧吃姜

夏季饮食以清补为主，应适当多吃清热利湿的食物，这些食物的性质多偏凉。但是，有一种性质温热的食物，在夏季的健脾饮食中却占有非常重要的地位，它就是生姜。生姜是厨房里少不了的调味料，很多菜都会用生姜来去腥提鲜。其实，生姜不仅是厨房中的明星调料，还是药方里的著名药材。生姜中含有多种维生素和微量元素，还含有能抑制细菌的成分。

夏天大家都喜欢吃些爽口的凉拌菜，如果加点姜末，不仅味道更好，能使人胃口大开，还具有补充营养、杀菌消毒、提高机体抵抗力的作用。

夏天天气多变，经常突然下起大雨，在淋雨后，给孩子喝一碗姜糖水，能有效预防感冒。另外，很多家庭长期开空调，睡觉时也不关，孩子很容易受"夜寒"，晨起后会觉得浑身不舒服。这时候，也可以喝一碗姜糖水暖暖胃，会感觉身上舒服了很多。

咽口水，补脾胃

百岁老人不花一分钱的长寿秘诀

在我国历史上，有很多帝王花重金炼丹药，希望能长生不老。但事与愿违，这些花大量黄金求回来的丹药，不仅不能让这些皇帝长生，反而让他们短命。我们都知道，长生只能是一种愿望，或者说只能存在于神话故事中，但长寿却是实实在在的，自古以来就有很多百岁老人的记载。很多老人长寿的秘诀，叫作"咽津延年法"，其实就是咽口水。

这种养生方法非但不用花一分钱，还不受时间、空间的限制，不仅适合老年人，小孩、年轻人也同样适用。

唾液是消化系统的"卫兵"

唾液是由口腔中的唾液腺分泌的，含有多种蛋白质、消化酶和矿物质，不仅能帮助消化，还具有杀菌、抗病毒、中和胃酸等作用。唾液对消化系统具有保护作用，食物进入口腔，与唾液充分混合，其中的一部分营养物质会被消化，有利于胃肠道的进一步消化与吸收；而很多细菌、病毒等有害物质，或被唾液杀灭，减轻了对胃肠道的危害。另外，唾液呈碱性，能中和部分胃酸，唾液中的黏蛋白还能附在胃黏膜上，起到保护作用，使胃免遭胃酸的破坏，防止胃炎、胃溃疡的发生。

吃饭要细嚼慢咽，不可浪费口水

很多孩子吃饭狼吞虎咽，这是非常不对的，家长一定要教育孩子细嚼慢咽。每一口饭都细细地咀嚼，最好能嚼 30 秒再咽下。这时，不仅食物磨碎得更充分，对脾胃有益的唾液也会大量分泌，随食物一同被咽下。而且，经过充分咀嚼的食物，一部分淀粉转化为麦芽糖，会尝到丝丝的甜味，这是食物给人的"奖赏"。

除了吃饭时细嚼慢咽，充分咀嚼外，教孩子每天闲暇的时候，用舌头在口中四处搅动，很快就会满口生津，再把这些唾液咽下。每天早中晚各做几次，长期坚持，对健脾养胃、促进消化很有好处。

温室花朵养不壮，多让孩子接地气

厚德载物，万物从土生

五行与五方、五脏相对应，其中，脾脏属土，配中央。"土"位居中央，可见其地位多么崇高。古人是非常崇尚"土"的，因为粮食、蔬菜、瓜果都是长在土地上的，可以说，离开了土地，人类就没法生存。"厚德载物"，说的正是土的"德行"。多让孩子与土接触，就是与大自然接触，与我们赖以生存的环境接触，这不仅对孩子的身体大有好处，对孩子的性情也有非常有益的影响。

不要让孩子"宅"在家里

很多孩子，尤其是上学的孩子，平时学业繁忙，到了休息的时候，就想宅在家里，看电视，玩电脑，哪都不想去。

我很理解孩子，又要上学，又要参加各种补习班、兴趣班，属于自己的时间少得可怜。但正因为如此，有时间更不能"宅"在家里，更要多出去与大自然接触，做"电视儿童""电脑儿童"，对身体有百害而无一利。

看电视也好，玩电脑也好，小孩往往都不注意姿势，就窝在床上或者沙发上，眼睛距离屏幕很近，一动不动。如果家长不管，孩子能连续玩几小时。

这样，不仅对视力有很大伤害，使很多小孩过早戴上眼镜，对身体其他器官也有不良影响。首先，脾胃的消化功能会受到很大影响。久坐不动，加上窝在沙发里看电视的姿势，使胃受到压迫，不利于消化，容易引起消化不良、积食。其次，颈椎会有问题。孩子身体稚嫩，易受损伤，长期一个姿势玩游戏，很容易造成颈椎劳损，引起头晕、背痛、手麻等颈椎病症状。最后，因为待在室内，接触的阳光、新鲜空气不够，也不利于孩子骨骼、肺部发育，并且容易感冒。

让孩子出门走走，接接地气

应鼓励孩子多与大自然接触，最好在周末带孩子去郊外走一走，呼吸新鲜空气，接触一下农田、林地。

不要总想着让孩子上补习班。让孩子学数学、钢琴、美术，是对孩子的培养，让孩子接触自然，对孩子也是一种陶冶。

如果实在没有条件，那也要经常"赶"孩子下楼玩一玩。二三十年前，那时候的孩子都是成群结队在街上玩，也没什么玩具，捡一些树枝、石块，都能玩得很开心。那时候生活水平比现在低，孩子的体质反而比现在还要好一些。

现在的家长对孩子都非常重视，管得比较严，很多家长见不得孩子玩得一身泥土回家了。其实，小孩子不玩得满身是土，怎么能玩得痛快呢。

孩子玩泥土，不仅能使孩子的天性得到释放，对身体也很有好处。泥土中有一些微生物等，我们的身体与它们充分接触，就能很好地识别它们，以后发生过敏的可能性就比较低。近年来城市儿童哮喘发病率越来越高，就是与孩子养活得越来越"干净"，剥夺了其免疫系统锻炼的机会有关。当然了，玩归玩，还是要教育孩子讲卫生，玩完了回家要把手洗干净，再吃东西。

忧思伤脾，多关心孩子的心理健康

疼孩子不能只重物质

我国的家长都很爱自己的孩子，往往竭尽所能给孩子"最好"的，吃的、穿的、用的，样样都不能比别人差。

但是，家长对孩子的关心，往往只体现在"物质"上，对孩子"精神"层面的关心却少之又少。很多人会说，小孩子哪有那么多"心理病"，吃好喝好就可以了。

这样说就太武断了，就连婴儿都不仅仅满足于吃饱喝足，还需要妈妈的拥抱和抚摸，何况孩子越来越大，思想越来越复杂，心理对健康的影响也越来越大。

"想太多"影响孩子吃饭

中医讲五脏与七情相对应，其中，与脾对应的是思，如果思虑过度，则会对脾功能有所损伤。最常见的，就是引起消化不良、食欲缺乏、厌食、积食等。我们都有过这样的体会，当心里总惦记着一件事，感觉不踏实的时候，就会"茶饭不思"，这就是"忧思伤脾"导致的。

孩子也是这样，非常瘦弱的孩子，往往比较"心重"，平时想得太多，以至于脾胃功能不佳，吃饭少。还有很多孩子，一到考试就吃不下饭，这也是心理负担影响脾胃功能造成的。

有些读者可能会说，我们孩子还小呢，刚上幼儿园，没那么多想法，哪有什么心理负担。

这就太小看孩子了。我邻居家的孩子，刚上幼儿园那半年，他一到周日晚上，就不好好吃饭，家长怎么劝也不行。这是为什么呢？很简单，周一要上幼儿园了，他不乐意去。这就成了他的心理负担，周日晚上就吃不下饭。后来，这孩子和小朋友渐渐熟悉了，还有了两个要好的朋友，对上幼儿园就没那么抵触了，周日晚饭的"厌食问题"自然就消失了。

注意孩子的情绪变化，多给孩子"解心宽"

很多来看消化不良、厌食、积食的孩子，家长往往十分着急，除了用药以外，也经常问我有没有什么食疗方，有没有什么要忌口，关注点都在吃上。

我希望家长们能经常和孩子谈谈心，聊聊心事。很多时候，孩子的脾胃问题，都是"心病"引起的。孩子有什么担心的事、想不开的事，长期积存在心里，影响了脾胃功能，才出现了食欲缺乏、消化不良症状。

俗话说，心病还需心药医，要是不把孩子心理的负担去除，吃再多药，饮食再注意也没用。如果家长能多了解自己的孩子，让孩子把心事说出来，把心结解开了，也许不用吃药，胃口自然就恢复了。

平时和孩子接触最多的父母，如果孩子有什么情绪变化，只要足够细心，父母都能发现。要和孩子平等地谈一谈，听听孩子的心声，设身处地为孩子想一想，帮孩子找一找解决的办法，消除孩子的思想顾虑。

有很多家长说，孩子根本不愿意和自己说话。其实，这都是家长自己造成的，没有一个孩子天生就不愿意理家长的。对孩子来说，父母都是自己的保护神，孩子都是愿意和父母交流的。如果发觉孩子不爱理自己，那一定是之前忽略了孩子的需求，孩子才会变得不信任家长，不愿再开口。这时候，更得放下身段，有点耐心，多和孩子聊聊。如果家长真诚地和孩子"交心"，孩子就能放开心胸。

第七章

注意生活细节，养肺事半功倍

秋季养肺最关键，滋肺阴，防秋燥

"白露"之后要注意防秋燥

秋天天气干燥，对于"喜润恶燥"的肺脏是一个极大的考验。小儿肺脏尤其娇嫩，更容易受到燥邪的损伤，出现口干、咽干、鼻干、大便干燥等表现。因此，在秋季要谨防秋燥。

秋天从什么时候开始呢？有人认为是"立秋"节气，我觉得有点早。虽然节气叫"立秋"，但阳历8月初，天气还很热，孩子们都还在放暑假，这时还属于典型的"夏季"。而"白露"节气，在阳历的9月8日左右，这时气温已经逐渐降低，空气中的湿度也逐渐降低，符合人们普遍认识中的秋季。

白露时节，因为夜间温度降低，清晨的时候，会看到地上的小花、小草上都带着露珠。这是"白露"得名的原因，同时也说明，这时候阴气渐重。

我们都有体会，秋天早晚凉，白天的气温仍较高，但天气比较干爽，湿度低。在这样的气候条件下，人出汗比较少，从夏季积存的体内燥热不容易排出，而外界环境又比较干燥，口腔、鼻腔黏膜又缺乏水分的滋润，可以说是内忧外困，肺脏很容易受到燥邪的"灼伤"。

这时候，要特别注意对孩子肺的养护，多喝水，适当多吃一些滋阴润肺的食物，注意增减衣服，预防感冒。

秋季饮食，少辛增酸

秋季饮食，要遵循少辛增酸的原则。少辛，就是少吃一些辛辣刺激的食物，比如葱、姜、蒜、辣椒、胡椒、花椒等，这些食物往往性热，会助生内热，使体内的燥邪更甚，更加损伤肺阴。另外、油炸、烧烤食物也会加重秋燥。

另外，中医认为，辛味入肺，多吃辛辣食物会导致肺气太盛，而肺属金，肝属木，金克木，肺气太盛会伤肝。为了防止肝气受损，应适当多吃一点酸味的食物，如山楂、石榴、葡萄等应季水果，都是很好的选择。

润肺养肺，初秋清热，晚秋驱寒

秋季是天气由热转冷的过渡时期，秋季前期，承袭夏季的炎热，天气特点以"热"为主，肺脏易受"温燥"的侵袭，秋季后期，衔接冬季的寒冷，天气特点以"凉"为主，肺脏易受"凉燥"的危害。这就决定了，在秋季前后，润肺饮食的侧重点是不同的。

初秋，饮食应以清热滋润为原则，可以多喝一些滋阴清热的汤粥。比如，薏仁粥、冬瓜汤、梨水等，都非常适合孩子日常食用。

晚秋，天气渐凉，饮食应以驱寒滋润为主，不仅要养阴润燥，还要有一定的能量，帮助孩子抵御寒冷的侵袭，这时候，可以用具有养肺功能的百合、银耳搭配富含能量的南瓜、大枣、山药等做成菜肴或汤粥给孩子食用。

春捂秋冻，永不过时的护肺"老理"

延迟增减衣物，帮肺平稳过渡

每年的春天和秋天，大街上的人们总是穿得五花八门，甚至会出现有人棉衣，有人短袖的不协调场面。正所谓"二八月"乱穿衣，这一点在幼儿园、学校里也有所体现，孩子们衣着的厚度也相差很大。

春天，有些孩子，尤其是爱美的小姑娘，已经迫不及待地穿上了裙子，而有些孩子，仍然在家长的要求下，穿着厚厚的冬装。相反，在秋天，很多家长怕孩子冻着，早早给孩子穿上了毛衣，甚至棉衣，而有些孩子则还穿着夏装"耍单"。

在春秋天气过渡的时候应该怎样给孩子穿衣服呢？"春捂秋冻"还是有道理的，这有利于保护孩子的肺脏。

"春捂"说的是春天乍暖，不要过早脱掉棉衣。这是因为，虽然相比冬季，春季阳光明媚，感觉比较温暖，但昼夜温差较大，一早一晚还是非常寒冷的。而且，春季往往会停止供暖，室内的温度反而会比冬季有所下降。经过了漫长的冬天，孩子们已经习惯了暖气、棉衣带给自己的温暖，抵抗力相对较弱，这时候贸然减少衣服，会让身体很不适应，尤其是娇嫩的肺脏，特别容易受到寒邪的侵袭，出现感冒、咳嗽等。这也是一到冬春换季的时候，上呼吸道感染的孩子特别多的原因。

"秋冻"是指秋天天气变冷，不要过早地添加衣物。秋季空气中的湿度比较低，人们感觉比较凉爽，但实际上暑热尚未散尽。同时，经过了炎热的夏季，孩子体内的阳气充足，抵抗力是相对比较强的，这时就算有一点寒邪侵袭，也能被体内的阳气抵御住。相反，如果气温回升，孩子的衣服又穿多了，就容易化生内热，再一着风，反而容易感冒。

这样说来，给孩子穿衣服，春捂秋冻的原则还是应该遵守的，可以让身体，尤其是娇嫩的肺脏有个逐渐适应的过程，免遭外邪的侵袭。

如何科学"捂"正确"冻"

春捂秋冻，说起来简单，做起来却有不少学问。

"春捂"不是说一直穿着棉衣不脱，那具体该怎么"捂"呢？

首先，做父母的要细心，天气预报每天都要看。看到第二天冷空气要来，要降温了，那这厚衣服就一定提前给孩子捂上。如果天气预报提示昼夜温差较大，大于8℃，那孩子早上出门的时候，也得捂上。到了学校或幼儿园，气温升高了，脱掉就可以了。

其次，就是不能着急，对待孩子的穿衣问题一定要"慢半拍"。比如气温已经稳定回升了，大街上的年轻人都开始穿裙子了，也别给孩子赶时髦，再"捂"1周，气温趋势确实稳定了，再减衣物。

最后，不能一味地"捂"，该脱也得脱。如果白天气温持续在15℃以上，已经稳定了几天，就该考虑给孩子减衣服了。

说完"春捂"，再说说"秋冻"。秋季气温较低，又不是特别寒冷，正是锻炼孩子肺脏、提供免疫力的好机会。家长应该如何把握住这个机会呢？

首先，"秋冻"应选择在初秋的时候进行，那时暑热未消，天气凉爽，可以让孩子继续穿夏天的衣服。到了深秋，可就别再"冻"了。

其次，要做好两手准备。秋天和春天一样，都有昼夜温差大的特点，孩子上学、上幼儿园时，不妨在书包里给孩子备一件外套，变天或者早晚及时穿上。

再次，要对孩子进行"耐寒训练"，帮助他更好地适应秋冻。耐寒训练也很简单，就是坚持用凉水洗手、洗脸。这样做，对预防感冒很有效。

最后，要注意孩子颈部、双肩、腹部和双脚的保暖。也就是说，夏天经常穿的背心，秋天就不要穿了，还是带点袖子为好；那种"露脐装"也不适合孩子，上衣应该盖住小肚子；夏天大多数孩子都是光脚穿凉鞋，秋天还是穿上袜子，穿双布鞋为好；必要时，可以给孩子围条丝巾。

说了这么多，相信"春捂秋冻"已经不再是一个抽象的概念，各位家长都知道具体该怎么做了吧！

悲伤肺，孩子快乐是健康的基础

闷闷不乐的孩子爱感冒

在五脏与七情的对应关系中，悲为肺志，悲伤的感情对肺的刺激非常大，会使肺气不断被消耗。我们可能都有过这样的经历，大哭一场之后，会感觉浑身没力气，似乎动也动不了，只想睡一觉。这就是肺气耗散的结果。

悲伤的情绪不断消耗肺气，肺主呼吸的功能就会减弱，造成肺卫不固，容易受到外邪的侵袭，于是感冒、咳嗽、咳痰、哮喘等病症就都来了。

很多家长不重视孩子的心理健康，孩子的喜怒哀乐家长都不清楚，以至于孩子病了也不能找到病根。

我曾经遇到过一位小患者，因为肺炎住院了。孩子平时身体很好，很少感冒，家长也不明白为什么突然就得了肺炎这么重的病。

孩子住院的时候，我看他总是闷闷不乐的，还以为是不习惯医院的环境，有一次我和他聊天，才知道，孩子是因为家里的小猫死了而伤心。虽然养小猫的时间不长，但朝夕相处，孩子和小猫感情非常好，一时接受不了。孩子的家长却没当回事，只是对他说，没关系，小猫死了再给你买一只。孩子见家长也不理解他，就不再提了，闷在心里，就病了。

从中医的角度讲，悲伤肺，会影响肺的呼吸和防卫功能，严重的就会导致肺炎。从西医的角度讲，悲伤的情绪会影响人体内很多激素、神经递质的分泌，影响免疫功能，造成机体抵抗力下降，当有细菌、病毒侵犯的时候，身体就抵挡不住。

当然，因为悲伤引起肺炎的例子毕竟比较极端，但因心情不佳导致感冒的确实不少。尤其是考试成绩出来后，经常能见到孩子因为没考好而生病的。

与孩子做朋友，让孩子开心起来

在大人的印象中，孩子都是无忧无虑的，好像不该有什么忧愁的事。其实还真不是这样，孩子虽小，也有自己的情感，也会感到生气、悲伤。

很多家长，对孩子的物质生活特别关心，每天多吃一口饭，少穿一件衣服，家长都要斤斤计较，但对于孩子精神的关心却流于形式。

好一点的家长，问问孩子在学校、幼儿园发生什么事了，但一般也只是听听，不往心里去。或者，只关心与学习有关的事，其他的都不太上心。甚至有的家长，因为工作忙，都不怎么和孩子交流，孩子一天过得怎么样，根本就不知道。这样被家长忽视的孩子，怎么可能健康快乐地成长呢？

其实，孩子在成长过程中，总会遇到一些挫折、困难，孩子的心情也难免受到影响，这不是什么大事，也不是什么坏事。关键在于，家长要及时、正确地引导孩子，让他从暂时的困难中走出来，消除不良情绪。

这样，孩子不但能在挫折中吸取经验教训，不断成长，心理也会越来越健全，以后再遇到类似的事，也不会对他造成太大影响。

这些话说起来容易，做起来就需要家长花时间，花心思了。面对孩子，不要总端着家长的架子，要认真听听孩子的心声，设身处地为他们想一想，弄清他们为什么有这样的想法，有这样的情绪。比如前面说的患肺炎的小男孩，如果家人能早点理解孩子爱小动物的心情，在正视他的情绪的同时，及时疏导、化解，也许就不会患上肺炎了。

亲近绿色，让孩子多去"天然氧吧"

城市里的环境污染伤害了孩子的肺

我觉得现在的孩子虽然吃得好穿得好，还有各种新潮玩具，却享受不到最基本的资源。

前一阵，我看人们都热衷于在网上"晒蓝天"，刚看见一两张照片，觉得北京最近天气很好，看多了，心里就觉得悲哀了，这蓝天白云本来不是理所应当的吗，现在都成了稀罕事。

我们的孩子更是可怜，很多孩子很少见过满天繁星，甚至蓝天都难以见到。说起来，都是环境污染导致的。

现在患哮喘的孩子那么多，就与空气质量不好有很大关系。我们小时候呼吸的都是带草木味的新鲜空气，现在的孩子呼吸的都是带尾气味的污染空气。孩子的肺本来就娇弱，怎么受得住这样的刺激。

有时候我在大街上，看见小推车里睡觉的婴儿，觉得又喜欢又心酸；小宝宝粉红的小脸，真是讨人喜欢,但小推车的高度正好与汽车尾气管子差不多，想到这么小的孩子，吸进肺里的全是废气，就感到特别心酸。

空调房损伤了孩子肺的阳气

除了空气污染，现在还有一个特别大的问题，就是空调。因为温室效应，气温太高，家家都开空调。待在空调房里，冷风一吹，是感觉爽，但身体不一定受得了。尤其是孩子，阳气很容易受损。

本来到了夏天，通过出汗来散热，空调一吹，汗排不出来，水湿就会存在身体内。肺主水，本来肺是要把水通过汗疏泄出去的，被冷风强行堵了回来，肺就要消耗更多阳气去做这件事，阳气受损，就更无法运化水湿，造成体内水湿内停，水湿易化成痰，出现咳嗽、咳痰等症。

带孩子多去郊外跑一跑，清清肺，出出汗

鉴于目前城市的这种状态，建议家长在周末带孩子去郊区玩一玩，爬爬山，住住农家院，让孩子多呼吸新鲜空气。另外，让孩子在阳光下跑一跑，出出汗，把体内的湿邪排一排。郊区天气凉爽，也不用担心孩子被晒坏了。

另外，去郊外游玩，还能帮孩子开阔眼界，多接触大自然，多认识一些花鸟鱼虫，孩子的心情会非常好，见识也会越来越广博，对身心发展都有好处。

装修千万顾着孩子的肺

家庭装修，小心安全隐患

现在年轻人有了小家庭，都要把自己的新居装修一下，但无论是新房还是二手房，装修都是一个大工程，装修的花样越来越多，光是墙面漆，就有很多品牌，每个品牌又有好多类型。细心的人可能会发现，不同类型的墙面漆上面的标注是不同的，有的写着"无添加"，有的写着"超低 VOC"，这其实就是标注其中甲醛等挥发溶剂的添加量，而甲醛等挥发溶剂，正是影响健康的安全隐患。添加有机溶剂过高的墙面漆，很容易损害人们尤其是孩子的身体健康。

除了墙面漆，还有地板、壁纸以及各种家具等，都不可避免地要用胶来进行黏合，胶的甲醛含量，往往超标。即使是一些号称安全环保的材料，其中也会有甲醛释放，而且，即使是每一种装修材料的环保性能都达标，那么多种加在一起，室内甲醛含量也难免超标。

表面积大，肺最容易"被污染"

随着儿童白血病发病率的不断升高，装修与白血病的关系逐渐被人们认识，很多家庭的悲剧确实与装修有关。

除了引人注目的白血病，还有一种与装修密切相关的疾病比较容易被人忽视，那就是哮喘。我有一个学生，从上大学就开始咳嗽，遇上感冒就咳得厉害，宿舍里的同学都调侃她是"肺痨"。有时候，这个学生咳得实在太难受了，就去看病，但X线胸片拍了，血也验了，都没什么问题，就按感冒治疗。后来，这个学生和她宿舍的同学都习惯她咳嗽了，不当回事了。临床实习的时候，这个学生的咳嗽又奇迹般的好了，一点症状都没有了。究其病因，这个同学上大学时住的是新宿舍楼，刚装修完1个月就入住了，而医院的宿舍是老楼，有二三十年了。这位同学患的其实是一种特殊类型的哮喘，叫咳嗽变异型哮喘，就是装修污染引起的过敏导致的，换到没有装修污染的环境，自然就好了。

我在临床中，遇到哮喘的孩子，一问，也经常是家里最近装修过，入住没多久就开始咳喘。因为肺内有很多肺泡，所以表面积比皮肤还要大，每天呼吸几万次，很多污染物质会直接吸附在肺上。所以，比起其他器官，肺受到的装修污染最严重。

通风祛味，保"肺"大作战

认识到了装修污染对身体健康，尤其是肺健康的危害，我想家长朋友们在装修新居的时候，一定会更注重环保。

其实，装修肯定有污染，这是不能避免的，我们也不能因噎废食，为了怕污染就不改善居住环境。我们能做的，是尽量把危害降到最低限度。

首先，要选择环保的装修材料，值得信任的厂家。比如，同样是墙面的装修，墙面漆就比壁纸环保，同样是地面装修，瓷砖就比木地板环保，原因在于装壁纸和地板需要用到胶，而胶正是污染的最大来源。又比如，同样是墙面漆，严格遵照国家标准生产的知名品牌，就比随意添加材料的小作坊要环保很多，在这方面千万不要图便宜。

其次是通风，这是至关重要的。前面说起的那位咳嗽变异型哮喘的同学，如果是在新宿舍装修后，通风半年再入住，相信结果会很不相同。无论是甲醛，还是苯，都属于有机溶剂，都具有挥发性，会不断释放到空气中。如果在装修完，能够有几个月的通风时间，污染物的含量就会大幅降低，对人来说就安全多了。

再次，综合使用各种除污染方式。市面上有很多除甲醛的产品和方法，有多大作用不好说，但综合应用，还是有一些好处的。比如，水果、植物、活性炭吸附法，醋水熏蒸法等，都不妨一试。

最后，入住前，不妨进行一下污染物检测，达标后再安心入住。

培养孩子良好的爱好，对身心健康大有好处

培养孩子，少几分"功利色彩"

我很同情现在的孩子，小小年纪，就被困在课堂上和补习班里，生活很死板，没什么生气。我经常看到七八岁的孩子，神情就好像七八十岁了，一点小孩子的天真快乐都没有。

其实，这也难怪孩子，平时要上课，周末要上补习班，一点玩的时间都没有，哪有什么童真童趣可言。曾经在公交车上听两个小学生对话，一个孩子问另一个孩子每周上几个补习班，那个孩子回答5个，问话的这个说他有7个。这番对话可把我吓坏了。每周周末2天，孩子哪来的时间上5个，甚至7个补习班？难道说连平时的晚上也不放过吗？再仔细听，孩子们上的补习班包括英语、奥数、书法、素描、钢琴……太多了。不过有一句话我记得清楚，"除了那个轮滑班，其他我都不爱上"。

可见，这些补习班大多是家长硬要孩子去上的，孩子本身并没有什么兴趣。其实我也理解家长，现在社会竞争激烈，升学压力大，谁也不希望自家孩子落后。但凡事也要有个限度，培养孩子带着如此强烈的功利色彩，到时候能不能起到好作用很难说，孩子的逆反心理一定会越来越强烈。

音体美都能带给孩子健康快乐

无论音乐、美术还是体育，都是孩子们非常好的兴趣爱好，都有益于孩子身心发展的。为什么那么多孩子厌恶上钢琴班、素描班呢？家长引导的方式不对。如果孩子音乐天赋欠佳，硬逼着孩子学琴，那就是枯燥无味，孩子当然很痛苦，不乐意。

实际上，音乐对陶冶人的情操非常有好处，每个孩子先天都是爱音乐的，好听的歌曲总是能让孩子本能地手舞足蹈。家长朋友应该因势利导，平时多给孩子听一些格调比较高雅的音乐、歌曲，如果孩子表现出比较强的音乐领悟力，再进一步培养，让他学习乐器也未尝不可；如果孩子对音乐的兴趣不大，就让孩子听听歌，放松放松，也是非常有益的。

中医认为，五音（宫、商、角、徵、羽）是与五脏相对应的，好的音乐，不仅能够愉悦心灵，对脏腑健康也是大有好处的。其中，高亢雄伟的商音与肺相对应，平时多给孩子听一听《英雄交响曲》《黄河大合唱》等雄壮有力的曲目，对宣通肺气十分有好处。其他脏腑与音律的关系，可以参见下表。

五音特点及与五脏对应表

五音	对应脏腑	特征	代表曲目
宫	脾	沉静庄重	《月光奏鸣曲》
商	肺	悲壮雄伟	《英雄交响曲》
角	肝	亲切爽朗	《蓝色多瑙河》
徵	心	轻松欢快	《喜相逢》
羽	肾	苍凉悠远	《塞上曲》

每个孩子天生都喜欢涂涂抹抹，如果不是与升学、考级联系在一起，相信孩子都喜欢拿起画笔，画一画心中的图案。美术对孩子的性格培养也非常有好处，因为画画需要耐心，而孩子为了完成心爱的画作，自然就会更加专著、细致，久而久之，心态会变得更加平和。

中医认为，悲伤肺，对于心事比较重、总是闷闷不乐的孩子，可以鼓励他们画一画水彩画，五颜六色的画面会让人心情愉悦，也能转移孩子对不良事件的注意力。孩子的心情开朗，肺气通了，肺卫功能增强，抵抗力自然就会提高，就不容易感冒、咳嗽了。

体育对孩子身心健康的好处不用多说。孩子，就应该跑跑跳跳着长大，不要整天把他们困在屋子里。建议家长和孩子一起运动起来，跑步、打球、跳绳，都是非常好的运动。坚持下来，不仅孩子的身体壮实了，对家长自己的健康也很有益。

第八章

护好脾和肺，小病好得快

感冒，疏风解表，强肺卫

肺卫败给外邪，孩子就感冒了

感冒是最常见的疾病，儿童感冒更是常见，很多孩子人生中第一次生病，得的就是感冒。

为什么会得感冒呢？按照西医的说法，是人体受到感冒病毒的感染导致的。中医没有病毒这个名词，相对应的是外邪。如果外邪犯肺，无论是寒邪、热邪，还是暑邪，必然会引起肺卫的抵抗，正邪相争，如果肺赢了，那就什么事也没有。如果最近孩子的身体比较弱，肺输了，那就会发生感冒。也就是说，在正邪交战过程中，如果肺卫打不过外邪，那么人就会感冒。

肺卫为什么会打不过外邪呢？一部分是肺自身的缘故，比如肺气虚、肺阴虚，还有一部分是脾功能不足的缘故。前面说过，脾掌管着打仗时的"粮草"，如果脾功能不佳，"粮草"不够，在前方打仗的肺自然没有力气，也就无法抵御敌人的入侵。

分清风寒感冒和风热感冒

对于西医来说，感冒是不分型的，治疗方法也是一样的，多喝水，多休息，有症状就吃感冒药，等待1周后疾病自愈。

但对于中医来说，可不这么简单，感冒是分很多类型的，如果对症下药，不但症状会减轻很多，病程也会相对较短；如果吃错药，不但不能缓解症状，反而可能加重病情，延长病程。

感冒分为风寒感冒和风热感冒，下表是两种感冒的比较。

风寒感冒与风热感冒的特点及治则

分类	风寒感冒	风热感冒
发热	轻	重
恶寒	重	轻
出汗	无	有
鼻涕	清	浊
口渴	无	有
咽红	无	有
舌苔	白	黄
治则	辛温散寒，疏风解表	辛凉清热，疏风解表

除此之外，还有夏季常见的暑湿感冒，表现为高热无汗、胸闷、食欲缺乏、呕吐、腹泻、舌苔厚或黄腻。对于小孩来说，食积感冒也不容忽视，可以在风寒、风热或暑湿感冒的基础上发生，除各型感冒的表现外，还有厌食、腹胀、口臭、便秘或腹泻、大便酸臭等症状。

感冒患儿护脾肺饮食法

对于感冒的孩子来说，饮食上有以下几点需要注意。

首先，要吃清淡容易消化的食物，如粥、米汤、面片、馄饨等，可以把蔬菜和肉切成碎末加进去，既有营养，又易消化。千万不要给孩子吃油腻、滋补的食品。在临床中经常遇到这样的情况，孩子生病了，非要吃洋快餐，家长心疼孩子就依了他。这样做不对，感冒时脾胃正是虚弱的时候，再给他吃难消化的洋快餐，简直就是火上浇油，轻则不利于病情恢复，重则加重病情。

其次，多喝水，适当多吃蔬菜、水果。多喝水有助于保持呼吸道湿润，也有助于体内毒素的排泄，对发热的孩子也有降温作用；而蔬菜、水果中富含各种维生素，可以为人体抵抗外邪补充能量。

再次，要注意各型感冒都有饮食宜忌。风寒感冒患者忌食生冷食物，如冷饮、绿豆、海鲜、生藕、柿子等，宜吃生姜、葱白、香菜。风热感冒患者忌食辛辣刺激、性热的食物，如辣椒、花生、瓜子、羊肉、荔枝、龙眼等，宜吃梨、荸荠、甘蔗、绿豆等。暑湿感冒忌食过咸的食物，如火腿、腌肉、咸鱼等，宜多吃茭白、西瓜、丝瓜、黄瓜等。

感冒对症食疗方

姜糖苏叶饮

材料：生姜 15 克，紫苏叶、红糖各 10 克。

做法：

①将生姜洗净，切丝；紫苏叶洗净，撕成小块。

②将姜丝与紫苏叶一起放入茶杯中，用沸水冲泡，盖盖浸泡 10 分钟，调入红糖，搅匀即可。

用法：趁热服下。

功效：解表散寒，和胃宽中。

银花薄荷饮

材料：金银花 15 克，薄荷 6 克，白糖适量。

做法：将金银花加水煮 15 分钟，再加入薄荷煮 3 分钟，滤取汁液，加入白糖，搅匀即可。

用法：代茶饮。

功效：辛凉解表，利咽解毒。

荷叶冬瓜汤

材料：鲜荷叶 1 张，冬瓜 250 克，盐适量。

做法：

①荷叶洗净，撕成小块；冬瓜洗净，去皮，去瓤，切成片。

②锅中加水，放入荷叶、冬瓜，煮至冬瓜熟烂，加盐调味即可。

用法：饮汤食冬瓜。

功效：清暑化湿。

防治感冒按摩法

对于小儿感冒，按摩的效果往往比吃药还好，尤其是缓解症状，经常是按一按鼻子就通气了，体温也下降了。

平时就给孩子做保健按摩，可增强肺功能，提高抵抗力，预防感冒。

防治感冒按摩方

小儿感冒可以按摩以下穴位祛风散邪、发表解肌，对于各型感冒都能收到较好的效果。

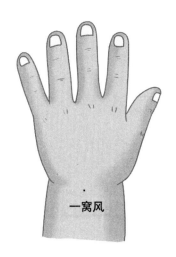
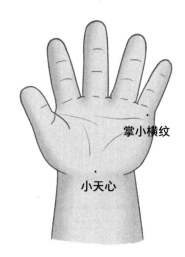

揉一窝风：一窝风位于手背，腕横纹正中凹陷处，以拇指指腹揉1分钟。

揉小天心：小天心位于大鱼际、小鱼际交界处凹陷中，以中指指腹揉30～40秒。

分阴阳：按摩者以双手拇指指腹从孩子掌横纹中点向两旁分推，1分钟。

揉掌小横纹 小指根与掌横纹间的细小纹路为掌小横纹，以中指指腹揉1～2分钟。

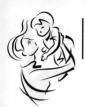
预防感冒按摩方

补脾经: 按摩者以拇指指腹顺时针方向旋推孩子拇指末节螺纹面,3分钟。

补肺经 按摩者以拇指指腹顺时针方向旋推孩子无名指末节螺纹面,3分钟。

推三关: 以拇指指腹自腕横纹向肘横纹推前臂桡侧,2～3分钟。

揉外劳宫: 外劳宫位于手背第2、第3掌骨间凹陷中,与劳宫相对,以中指指腹揉1～3分钟。

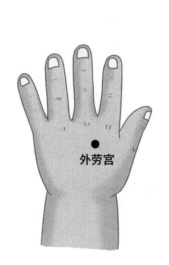

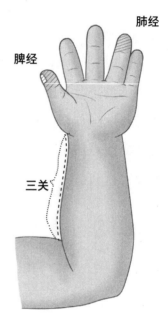

咳嗽，宣降肺气，养肺阴

感受外邪或喂养不当都会使孩子"犯咳嗽"

咳嗽不是一种病,而是一个症状,但这个症状很让家长烦心。很多孩子经常咳嗽，感冒了会咳嗽，感冒好了还咳嗽，甚至没有感冒也会咳嗽。听着孩子咳嗽，家长们都想知道，这孩子到底是怎么回事，为什么总咳嗽，有没有什么办法能让孩子不咳嗽。

其实，咳嗽是一种保护反应，通过咳嗽，能把呼吸道内的异物清除出去，对健康是有利的。所以，对付咳嗽本身不是目的，重要的是找出引起咳嗽的原因，把病因消除了，咳嗽自然就好了。

无论大人孩子，咳嗽最主要的原因还是呼吸道感染，中医称为外邪犯肺。感冒、支气管炎、肺炎都属于外邪侵犯人体，肺卫受到邪气的攻击，肺功能下降，宣降功能失常，肺气上逆，就会咳嗽。

对于孩子来说，还有一种咳嗽类型，那就是积食咳嗽。吃多了引起咳嗽，这听起来有些不可思议，其实在小儿咳嗽中很常见。孩子脾常不足，如果喂养不当，致使脾失健运，运化水湿的功能受到影响，水湿就会停聚在体内，化成痰，堵在肺里。肺内有痰，孩子自然会咳嗽。

分清外感咳嗽与内伤咳嗽

咳嗽分为外感咳嗽和内伤咳嗽两大类。

外感咳嗽就是外感风邪所致咳嗽，病位在肺，与感冒类似，也分为风寒咳嗽和风热咳嗽等。外感咳嗽一般发病比较急，病程比较短，常伴有发热、流涕等症状。感冒导致的咳嗽就是典型的外感咳嗽。

内伤咳嗽一般发病比较缓慢，病程比较长，除了肺脏以外，其他脏腑往往也有功能失调的表现，却没有发热、流涕等症状或不明显。小儿积食导致的咳嗽就是典型的内伤咳嗽。

咳嗽护脾肺饮食法

对于咳嗽的孩子，饮食上要注意以下事项。

首先要忌口。过咸、生冷、辛辣、甜腻、过酸、油炸、烧烤的食物都不适宜咳嗽的孩子吃。吃得过咸会加重水湿在体内的积聚，使得痰饮生成更多；生冷和辛辣的食物会刺激呼吸道，使咳嗽加剧；甜腻、油炸、烧烤食物，会蕴热生痰，加重咳嗽；而过酸的食物有收敛作用，会使痰不易咳出。另外，海鲜等发物也不宜食用，会加重咳嗽。

其次要多喝水，以利于稀释痰液，使痰容易排出。最好喝白开水，白萝卜水也很好。

再次，对于不同类型的咳嗽，可以适当多吃相宜的食物。热咳的孩子，饮食以清淡为主，可以适当多吃白菜、茼蒿、萝卜、竹笋等蔬菜。寒咳的孩子，应该吃些温肺止咳的食物，如生姜、葱白、豆豉、香菜、金橘等。如果孩子咳嗽时间比较长，身体比较虚弱，可以吃些具有清补作用的食物，如枇杷、梨、百合、核桃、松子等，可养阴润肺。

咳嗽对症食疗方

生姜炒鸡蛋

材料：鸡蛋1枚，生姜15克，盐、油各少许。

做法：

① 将生姜洗净，切末；鸡蛋打散。

② 将姜末与鸡蛋搅匀，加盐调味，炒熟即可。

用法：佐餐使用。

功效：疏风散寒、宣肺止咳，适合风寒咳嗽。

桑菊杏仁水

材料：桑叶、菊花各12克，苦杏仁10克，白糖少许。

做法：将桑叶、菊花、苦杏仁一同放在砂锅内，加水，煎煮取汁，加入白糖即可。

用法：分次代茶饮。

功效：疏风清热、化痰止咳，适合风热咳嗽。

山楂白萝卜水

材料：鲜山楂30克，白萝卜100克，白糖少许。

做法：

① 白萝卜洗净，切片；山楂洗净，对切，去核。

② 将白萝卜与山楂放入砂锅中，加水，小火煮30分钟，调入白糖即可。

用法：饮汤，吃白萝卜、山楂。

功效：消食化积、清肺化痰，适合积食咳嗽。

止咳按摩法

孩子咳嗽，在食疗的同时，可以配合穴位按摩，有很好的宣肺止咳效果。按摩以下这几个穴位，对于各型咳嗽都能收到较好的效果。

揉小天心：小天心位于大鱼际、小鱼际交界处凹陷中，以中指指腹揉1分钟。

分阴阳：按摩者以双手拇指指腹从孩子掌横纹中点向两旁分推，1～2分钟。

揉掌小横纹：在手掌，小指根与掌横纹间的细小纹路为掌小横纹，以中指指腹揉2～3分钟。

逆运内八卦：在手掌，以掌心为圆心，从圆心至中指指根横纹约2/3处为半径所做圆为内八卦，以拇指指腹逆时针运1～2分钟。

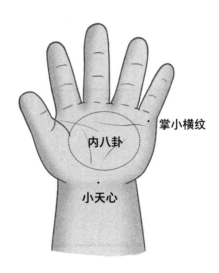

口疮，清热解毒，泻脾热

心脾有火，生口疮

口疮，就是西医说的口腔溃疡。别看这病不大，就是口腔里一个小白点，但威力可不小，痛起来，大人都觉得难以忍受，何况孩子。所以，很多孩子长了口疮，往往会不乐意吃饭。这是最让家长头痛的。

有些孩子偶尔长口疮，有些孩子则是长年反反复复长口疮，这又是怎么回事呢？细心的家长可能会注意到，偶尔长口疮的孩子，往往是平时身体比较好的，口疮一下子就很严重，非常痛，有时甚至满口糜烂。这种孩子，往往是心脾有火，这火"烧"到口腔内，就引起了口疮。还有的孩子，口疮总也不好，但也不太痛，这种孩子也是上火，但是为虚火。

分清实火口疮与虚火口疮

长了口疮，老百姓说是"上火了"。这种理解基本上是对的，但要注意分清是虚火还是实火。有些家长不分青红皂白，看见孩子长口疮就给吃"败火"的凉药，反而会让一些孩子的病情越来越重。

实火口疮和虚火口疮的特点及治则

分类	实火口疮	虚火口疮
发病	急	缓
病程	短	长，易反复
疼痛	重	轻
伴发热	有	无
溃疡周围	焮红	不红或微红

续表

分类	实火口疮	虚火口疮
口渴	有	无
舌苔	薄黄	少或花剥
颧红	无	有
便秘	有	无或有
治则	清热解毒，泻心脾积热	滋阴降火，引火归原

另外，还应注意孩子口腔溃疡的部位，如果在颊部、上腭、牙龈、口角等部位，则以脾胃火为主，如果在舌头上，则以心火为主。

口疮护脾肺饮食法

对于患有口疮的孩子，饮食上要注意以下事项。

首先，饮食应清淡，温度要适宜，不宜过热，以免刺激溃疡面。对于拒食的孩子，可以吃一些温凉的稀粥、面片汤等，容易进食，也好消化。不要吃辛辣、刺激、油炸、烧烤食物，以免加重上火症状，如葱、姜、蒜、辣椒、花椒、羊肉等都应避免食用。

其次，多吃含锌丰富的食物和富含维生素 B_2 的食物，能促进溃疡创面愈合。含锌丰富的食物如瘦肉、花生、核桃、鸡蛋、猪肝等。富含维生素 B_2 的食物有猪肝、猪腰、蘑菇、黄豆等。

再次，多吃新鲜蔬菜、水果，能清热生津，可适当多吃白萝卜、白菜、藕、冬瓜、苹果、梨、西瓜、甘蔗等。

最后，多喝水，通过排尿引火下行，减轻口疮症状。

口疮对症食疗方

苦瓜饮

材料：苦瓜 1 根，白糖适量。

做法：

① 苦瓜洗净，去籽，切小块，放入榨汁机中榨汁。

② 在苦瓜汁中加入白糖调味即可。

用法：代茶饮。

功效：清热解毒、利尿凉血，适用于实火口疮。

萝卜鲜藕汁

材料：萝卜 1 个，生藕 1 节。

做法：将萝卜、藕洗净，切小块，放入榨汁机中榨汁。

用法：代茶饮或含漱，连服 3 ~ 4 天。

功效：清热泻火、生津止渴，适用于实火口疮。

二冬银耳粥

材料：麦冬、天冬各 10 克，银耳 15 克，粳米 50 克，白糖适量。

做法：

① 麦冬、天冬加水，煎煮取汁。

② 银耳洗净，泡发，撕成小朵。

③ 药汁中加入粳米、银耳，煮至米烂粥稠，调入白糖即可。

用法：放凉后佐餐食用。

功效：滋阴降火、清热生津，适用于虚火口疮。

治口疮按摩法

孩子患了口腔溃疡，除了多吃清热解毒的食物，按摩也有很好的去火疗效。分清实火和虚火，对症按摩以下几个穴位，能收到较好的效果。

实火口疮按摩方

揉总筋：总筋位于腕横纹中点，以拇指指腹揉 10 ~ 20 遍。

清天河水：按摩者一手拇指按于劳宫，另一手拇指或食指、中指从孩子腕横纹推至肘横纹，1～3分钟。

清胃经：按摩者以拇指指腹从孩子指根向指尖方向推拇指近节掌面，1～3分钟。

掐揉地仓：地仓位于口角外侧，上直对瞳孔，以食指指端掐揉1～2分钟。

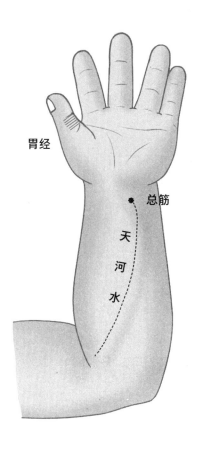

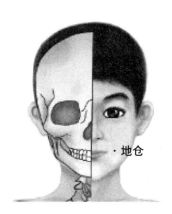

虚火口疮按摩方

清心经：按摩者以拇指指腹从孩子中指指尖沿着掌侧推向指根，3～5分钟。

补肾经：按摩者以拇指指腹顺时针方向旋推孩子小指末节螺纹面，3～5

分钟。

揉二人上马：二人上马位于手背，第4、第5掌指关节后方，两掌骨间凹陷处，以拇指指腹揉1～2分钟。

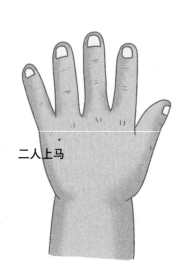
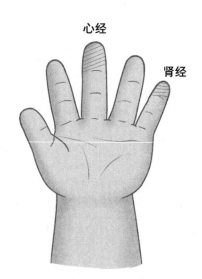

腹泻，运脾除湿，清湿热

孩子伤食、外感都会腹泻

小孩腹泻是常事，每个孩子都出现过。因为孩子的体液容量比大人小得多，频繁腹泻很容易造成脱水，所以家长对孩子腹泻问题还是很重视的。

为什么小孩容易腹泻呢，主要是"吃"的问题。最典型的是孩子吃了不干净的食物，就会腹泻，西医叫作感染性腹泻。还有些孩子没有乱吃东西，没有感染细菌或者病毒，也会腹泻，西医叫作非感染性腹泻。中医认为，这种腹泻也是吃的问题，是由于吃得太多，或者过分贪凉，影响了脾胃功能导致的腹泻，称为伤食腹泻。

对于小孩来说，伤食腹泻很常见，通常不太严重，一般通过饮食调理就能恢复。而感受外邪引起的腹泻，多发生在夏秋季，与暑湿之邪有关，对应西医的"秋季腹泻"，就是轮状病毒感染。这种腹泻往往症状比较严重，还伴有发热，需要家长好好护理，尤其要注意及时为孩子补充水分。

还有些孩子经常，往往是脾胃虚弱，不能很好地消化食物，肠道受到未消化的食物刺激，就会出现腹泻。

分清各种原因导致的腹泻

前面说了，孩子腹泻多是因为伤食和感受外邪所致，而感受外邪又分为感受风寒和感受湿热，它们的表现不仅不同，饮食调护等护理重点也不同。小儿常见腹泻类型的特点及治则见下表。

各型腹泻的特点及治则

分类	伤食腹泻	风寒腹泻	湿热腹泻	脾虚腹泻
大便性状	稀溏，夹杂未消化的乳片或食物残渣	清稀，有泡沫	稀水样、蛋花汤样，有黏液	稀溏，色淡
大便气味	酸臭	不太臭	臭	不臭
腹泻特点	便前腹胀腹痛，便后减轻	便前腹痛、肠鸣	腹泻急迫或不爽，量多频繁	饭后腹泻，反复发作，时轻时重
舌苔	黄厚	白腻	黄腻	发白

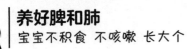

分类	伤食腹泻	风寒腹泻	湿热腹泻	脾虚腹泻
其他	恶心、呕吐、口臭、睡眠不良	发热、鼻塞、流涕、咳嗽	口渴	面色萎黄，神疲乏力，消瘦
治则	消食化积，运脾止泻	疏风解表，化湿止泻	清热利湿止泻	健脾益气止泻

腹泻护脾肺饮食法

对于腹泻的孩子，饮食上要注意以下事项。

首先，饮食应清淡、易消化，以低脂流质少渣、软烂饮食为主，可选米粥、面糊、藕粉等。不要吃油腻、生冷的食物，否则会加重腹泻，如奶酪、蛋糕、芝麻、核桃、松子等油腻食物，冷饮、生的瓜果等生冷食物都不宜食用。即使是炎热的夏天，也要给腹泻的孩子吃温食，喝温水，千万不要贪凉。

其次，及时补充水分和矿物质。可以从药店买口服补液盐，按照说明冲水给孩子喝，应频繁饮用，防止孩子脱水。对于维生素的补充，注意不能直接吃蔬菜和水果，因为其纤维素含量较高，会加重腹泻，可以把蔬菜、水果榨成果蔬汁给孩子饮用。

最后，伤食腹泻的孩子应暂停进食8～12小时，但要注意补水。婴儿一般不必停母乳，但大一些的孩子暂时先不要饮用牛奶。恢复饮食后，要少吃多餐。

腹泻对症食疗方

胡萝卜消食汤
材料：胡萝卜2根，干山楂片15克，红糖适量。
做法：胡萝卜洗净，切小块，与山楂片一同煮至胡萝卜熟烂，加红糖调味即可。

用法：饮汤吃胡萝卜。

功效：顺气消食、化积止泻，适用于伤食腹泻。

生姜粥

材料：粳米 60 克，生姜末 6 克，陈皮 3 克，花椒少许。

做法：粳米淘洗干净，与陈皮一起煮粥，粥将成时加入生姜和花椒再煮两三沸即可。

用法：佐餐食用。

功效：散寒化湿、健脾止泻，适用于风寒腹泻。

马齿苋汁

材料：马齿苋 200 克。

做法：马齿苋洗净，用榨汁机榨成汁。

用法：代茶饮。

功效：清热解毒、凉血止泻，适用于湿热腹泻。

茯苓饼

材料：茯苓粉 500 克，米粉 500 克，白糖 100 克。

做法：将茯苓粉、米粉、白糖混匀，加水调成糊状，以微火在平底锅内烙成薄饼。

用法：当点心食用。

功效：补脾渗湿止泻，适用于脾虚腹泻。

治腹泻按摩法

对于小儿腹泻，可用止泻四大手法，即点揉龟尾、推上七节骨、摩、揉神阙（肚脐），对于各型腹泻都有较好的止泻作用。

点揉龟尾：龟尾位于尾骨末端，以拇指指端揉 3 ~ 5 分钟。

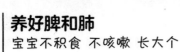
推上七节骨：以拇指指腹从尾骨尖直推至第4腰椎，3～5分钟。

摩腹：以肚脐为圆心，以肚脐至剑突尖距离的2/3为半径画圆，沿此轨迹顺时针与逆时针交替按摩腹部，8分钟。

揉神阙：神阙即肚脐，以手掌揉3～5分钟。

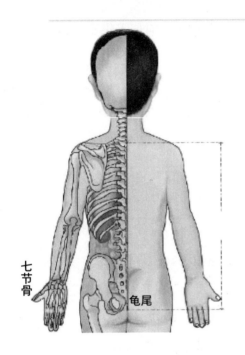

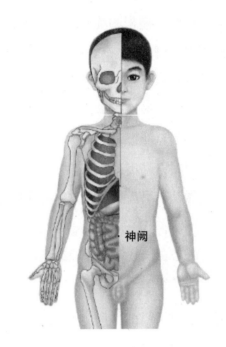

便秘，润肠通便，健脾胃

脾胃功能不好，饮食不当，孩子容易便秘

随着生活水平的不断提高，饮食越来越精细，孩子便秘越来越常见，越来越严重，很多孩子都有过依靠开塞露才能排便的经历。

对于小孩来说，便秘多是脾虚和燥热造成的。先说燥热造成的便秘，这与吃的关系非常密切，很多孩子不爱吃蔬菜，就爱吃肉，还有的孩子喜欢吃薯片、汉堡包这些香燥的食品，都会导致胃肠炽热，肠热就会吸收粪便中的水分，使粪便干结，难以排出。

有的孩子吃蔬菜、水果不少，也不爱吃零食，怎么还会便秘？这多半是脾虚导致的。孩子脾虚，运化功能失常，没有力气推动肠道运行，就会导致粪便停留在体内，无法正常排出。另外，肺与大肠相表里，孩子肺虚，肺失肃降也会影响大肠传导功能，造成便秘。

分清实秘与虚秘

饮食不当、胃肠燥热引起的便秘多为实秘，而脾肺虚弱引起的便秘多为虚秘，两者饮食调理的方法不一样，家长应先分清孩子便秘的类型，再进行有针对性的调护。实秘和虚秘的特点及治则如下。

实秘症见大便干结，如羊粪状，艰涩难排，伴腹胀、烦躁、口臭、尿黄、舌苔黄，应采用泻热导滞通便的方法治疗。

虚秘症见大便可不干，但排出困难，伴面色苍白、消瘦、神疲乏力、舌苔白，应采用益气养血、润肠通便的方法治疗。

无论是实秘还是虚秘，对于孩子来说，都不能用硝、磺之类的攻下药物，所以不应该动不动就给孩子吃"牛黄解毒片"。

便秘护脾肺饮食法

对于便秘的孩子，饮食上要注意以下事项。

首先，多吃能促进肠蠕动、软化粪便的食物。包括富含膳食纤维的食物，如各种绿蔬菜、水果等；富含 B 族维生素的食物，如粗粮、豆类及豆制品等；产气的食物，如红薯、洋葱、萝卜、马铃薯等。不要吃辛辣刺激、油炸烧烤食物，也不要吃膨化食品，这些食品会引起肠燥，加重便秘。

其次，多喝水，有助于保持肠道内水分，软化粪便。

再次，适当增加脂肪摄入，有润滑肠道的作用，利于排便，如花生、核桃、松子等坚果。

最后，对于脾肺虚弱导致的便秘，宜多吃健脾润肺的食物，如山药、莲子、大枣、银耳等。

便秘对症食疗方

鲜笋拌芹菜

材料：鲜竹笋、芹菜各100克，香油、盐、味精各适量。

做法：

①竹笋洗净，煮熟，切片；芹菜择洗干净，切段，焯水。

②竹笋与芹菜混合，加入香油、盐、味精拌匀即可。

用法：佐餐食用。

功效：泻热导滞、润肠通便，适用于实秘。

菠菜汤

材料：菠菜250克，盐、香油各适量。

做法：菠菜洗净，切段，加水煮汤，加入盐调味，出锅时点入香油即可。

用法：佐餐食用。

功效：泻热导滞、润肠通便，适用于实秘。

松仁粥

材料：松子仁30克，粳米100克，蜂蜜适量。

做法：松子仁与粳米同煮成粥，晾温后加蜂蜜调味即可。

用法：佐餐食用。

功效：益气补虚、润肠通便，适用于虚秘。

牛奶粳米粥

材料：牛奶 250 毫升，粳米 100 克，蜂蜜适量。

做法：用粳米煮粥，晾温后加入牛奶和蜂蜜即可。

用法：佐餐食用。

功效：补中益气、润肠通便，适用于虚秘。

治便秘按摩法

小儿便秘，可以试试以下通便的按摩手法，以泻热、润肠、通便，增加便意。

清大肠经：按摩者以拇指指腹从孩子虎口向指尖推食指桡侧缘，3 ～ 5 分钟。

退六腑：孩子屈肘，按摩者一手握其手腕，另一手中指、食指指腹从肘向腕推前臂尺侧缘，3 ～ 5 分钟。

推下七节骨：按摩者以拇指指腹从第 4 腰椎直推至尾骨尖，推 1 ～ 3 分钟。

揉龟尾：龟尾位于尾椎骨末端，以手掌揉 3 分钟。

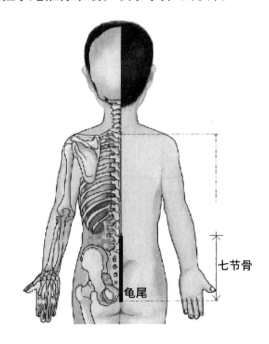

七节骨

龟尾

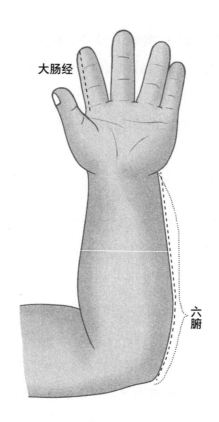

大肠经

六腑

厌食，开胃和胃，运脾气

厌食多是吃出来的毛病

说起病从口入，大家都会想到肝炎等传染病，其实，还有很多疾病与饮食有着密切的关系。尤其是孩子，很多疾病都是吃出来的，尤其是厌食，与喂养不当的关系非常明确。

很多家长说，最头痛的就是孩子的吃饭问题，每天吃饭就跟打仗似的，追着喂，孩子就是不吃。其实，出现这种情况，家长真的应该反思一下自己，平时在孩子的吃饭问题上花了多少心思。

有些家长说，我很重视孩子的吃饭问题，什么好给他吃什么，什么有营养给他吃什么。实际上，孩子的喂养不是这么简单的。很多孩子吃了很多高蛋白的食品，如牛肉、鸡腿、奶酪等，这些食物都是非常有营养的，但吃多了也不行，孩子的脾胃功能本来就弱，吃那么多高蛋白的食品，根本消化不了。还有的孩子爱吃水果，夏天抱着个西瓜就吃，恨不得一口气就吃半个，先不说西瓜性凉，吃多了伤脾胃，就说吃这么多占了肚子，谁还吃得下饭。更不要说还有很多孩子偏食、挑食，爱吃零食，对脾胃功能都有不好的影响，都会导致孩子不爱吃饭。

很多家长都有这样的体会，平时孩子吃饭还好，一生病就不吃饭，病好了也有好一阵吃饭不好，这往往与疾病或者治病的药物伤到脾胃有关。所以，孩子生病时的调护非常关键，不光要治病，更要注重对脾胃功能的保护。

分清不同严重程度、不同类型的厌食

厌食的严重程度各有差异，调养起来侧重点也不同。

如果孩子仅仅是食欲缺乏，多吃就觉得肚子胀，但是精神状态很好，大小便也比较正常，那在中医属于脾胃不和，是比较轻的，采取食疗方法健脾和胃，很快就能恢复食欲。

如果孩子除了不爱吃饭，精神也不太好，懒懒的，不爱说话，大便不成形，夹杂未消化的食物，那就属于脾胃气虚证，需要注重健脾益气。

如果孩子不爱吃饭，但爱喝水，尤其嗜好冷饮，而且皮肤干燥、便秘、尿黄、舌苔少或花剥，那就要考虑脾胃阴虚证，要特别注意滋养胃阴。

厌食护脾肺饮食法

对于厌食的孩子，饮食上要注意以下事项。

首先，饮食要定时定量，保证一日三餐，戒掉零食，尤其是吃饭前，绝对不能吃零食、喝饮料。在饭菜的制作上，家长要下功夫，在清淡、易消化的基础上，尽量做到色香味俱全，激发孩子的食欲。

其次，食物不要过于精细，鼓励孩子适当多吃蔬菜和粗粮，生冷、油炸、烧烤食物会伤害脾胃，不要给孩子吃。

再次，病后体弱或者脾胃虚弱的孩子，可以少吃多餐，并适当多吃具有健脾益气功能的食物，如山药、莲子、瘦肉汤等。

最后，注意从食物中补充维生素和微量元素，保证新鲜蔬菜、水果的摄入，适当吃些海产品。

便秘对症食疗方

小米山药橘皮粥

材料：小米、山药各 50 克，鲜橘皮 10 克。

做法：

①小米淘洗干净；山药洗净，去皮，切小丁；橘皮洗净，切丝。

②将小米、山药和橘皮一同放入锅中，加水煮粥即可。

用法：早晚各服 1 次。

功效：健脾开胃，适用于脾胃不和型厌食。

莲藕二米粥

材料：莲藕 250 克，粳米、小米各 100 克。

做法：

①莲藕洗净，切丁；粳米、小米淘洗干净。

②将莲藕、粳米、小米一同放入锅中，加水煮粥即可。

用法：佐餐食用。

功效：益气健脾、和中开胃，适用于脾胃气虚型厌食。

白萝卜汁

材料：白萝卜适量。

做法：白萝卜洗净，切碎，用榨汁机榨成汁即可。

用法：每次100毫升，每日1次。

功效：清热生津、除烦止渴，适用于脾胃阴虚型厌食。

治厌食按摩法

小儿厌食，可以试试以下按摩手法，以和胃运脾、健脾益气、滋养胃阴、增进食欲。

补脾经：按摩者以拇指指腹顺时针旋推孩子拇指末节螺纹面，3分钟。

揉板门：板门位于手掌大鱼际，以拇指指腹揉1～2分钟。

揉脾俞：脾俞位于第11胸椎棘突下，旁开1.5寸处，以双手拇指指腹揉10遍。

揉胃俞：胃俞位于第12胸椎棘突下，旁开1.5寸处，以双手拇指指腹揉10遍。

摩腹：用食指、中指、无名指三指先顺时针按摩腹部，再逆时针按摩腹部，2分钟。

捏脊：由下而上捏提脊旁1.5寸处，每捏3下，向上提1下，共3～10遍。

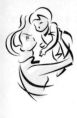

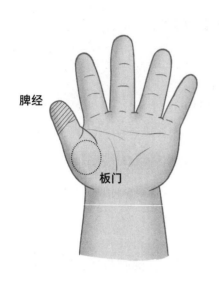

脾经

板门

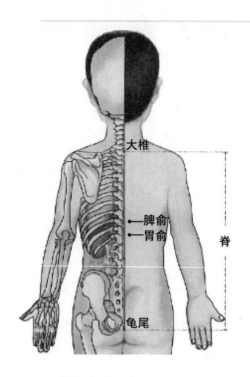

大椎

脾俞
胃俞

脊

龟尾

积食，消食导滞，补脾虚

喂养不当，脾胃虚弱易积食

积食是指乳食停聚中脘，积而不化的一种脾胃病症，类似于西医的消化不良。所有的孩子，或多或少，或轻或重，都出现过积食的症状，甚至比感冒还要普遍。经常看到这样的孩子，一说话，嘴里有味，一摸，手心很热，这都是积食的表现。

为什么现在积食的孩子这么多？还是与喂养不当有很大关系。现在人们的生活水平提高了，物质极大丰富，家长都怕孩子缺营养，少吃一口都不行，这样很容易让孩子"吃多了"，超出了脾胃消化的能力极限，食物无法消化，就会停聚在中脘，造成积食。

还有一些孩子，平时身体比较弱，看上去很瘦，这种孩子脾胃往往不好，更容易积食。普通孩子吃多了才会积食，而他们吃正常的量就可能发生积食，因为脾胃功能不好，连正常量的乳食都消化不了。

分清实证积食与虚证积食

一般来说，孩子吃多了，乳食内积导致的积食为实证，这种孩子一般身体素质较好，积食的出现与饮食不当关系密切。孩子出现积食时，往往不爱吃饭，口中有酸臭味，腹胀腹痛，肚子不让碰，有时会呕吐，吐出的都是未消化的食物，有时会发热，大便酸臭，便秘，尿少，尿黄，舌红，舌苔腻。

脾胃虚弱的孩子一般比较瘦弱，面色发黄，精神状态也不好，经常感到很累，乏力，晚上也睡不踏实，小肚子经常胀胀的，喜欢趴着，大便比较稀，夹杂着未消化的食物，舌苔白腻。

积食护脾肺饮食法

对于积食的孩子，饮食上要注意以下事项。

首先，要少吃，在三餐定时的基础上要减量，给脾胃减负。

其次，对于乳食内积的孩子，可以适当吃些具有健脾消食作用的食物，如山楂、白萝卜等，加强脾胃运化功能；对于脾胃虚弱的孩子，要少吃多餐，可以吃点具有健脾化积作用的食物，如山药、山楂、麦芽等。

最后，生冷、油腻、辛辣、烧烤食物会损伤脾胃功能，千万不能再给孩子吃了，尤其是脾胃虚弱的孩子，平时应避开这些食品。

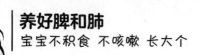

积食对症食疗方

鸡内金散

材料：鸡内金数个。

做法：鸡内金焙干，研成细末。

用法：每日3次，每次1克，温开水送服。

功效：健脾开胃、消积导滞，适用于实证积食。

山药扁豆山楂粥

材料：山药、白扁豆、粳米各50克，鲜山楂20克。

做法：

①山药洗净，去皮，切丁；白扁豆、粳米洗净；山楂洗净，去核，切片。

②将山药、白扁豆、粳米、山楂一同放入锅中，加水煮粥即可。

用法：三餐食用。

功效：健脾益气、消食化积，适用于虚证积食。

治积食按摩法

小儿积食，可以试试按摩以下穴位，可健脾和胃、消积导滞，还能促进生长发育。

揉板门：板门位于手掌大鱼际，以拇指指腹揉1～2分钟。

揉中脘 中脘位于肚脐正中直上4寸，即胸骨下端剑突与脐连线的中点处，以手掌揉1～2分钟。

揉足三里：足三里位于外膝眼下3寸，胫骨前缘旁开1横指，以拇指指腹揉1～3分钟。

推下七节骨：按摩者以拇指指腹从第4腰椎直推至尾骨尖，推1～2分钟。

捏脊：按摩者由下而上提捏小儿脊旁 1.5 寸处，每捏 3 下，向上提 1 下，共 3 ~ 10 遍。

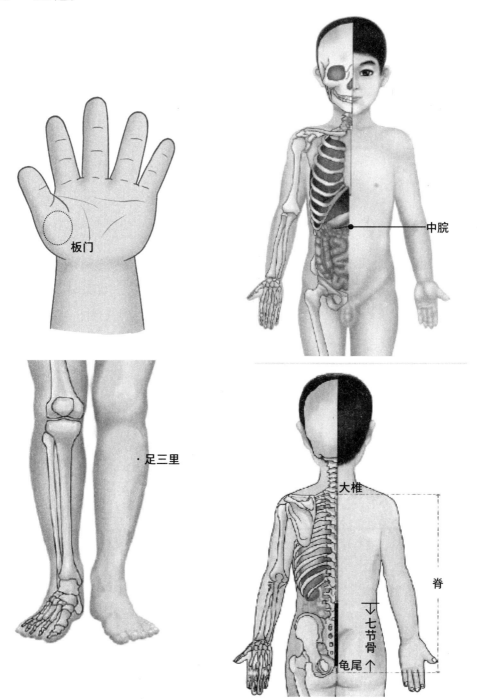